Karl-Heinz Hanusch · Softlasertherapie

Karl-Heinz Hanusch

Softlaser-therapie

Schmerzen sanft und schnell lindern

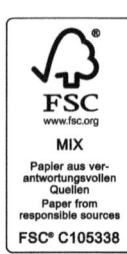

Die Deutsche Bibliothek – CIP-Einheitsaufnahme

Hanusch; Karl-Heinz:
Softlasertherapie : Schmerzen sanft und schnell lindern /
Karl-Heinz Hanusch – 3. Aufl. – Zürich : Jopp/Oesch, 2002
ISBN 3-0350-5014-7

Alle Rechte vorbehalten
Nachdruck in jeder Form sowie die Wiedergabe
durch Fernsehen, Rundfunk, Film, Bild- und Tonträger,
die Speicherung und Verbreitung in elektronischen
Medien oder Benutzung für Vorträge, auch auszugsweise,
nur mit Genehmigung des Verlags.

4. Auflage 2015

Herstellung und Verlag:
BoD - Books on Demand, Norderstedt

ISBN 978-3-7392-5386-2

Inhaltsverzeichnis

Vorwort 7

Medizinhistorisches 9

Physikalisches 11
Grundlagen 11
Wirkungen 12
Gerätetechnik in der Naturheilpraxis 14
Biophotonen – kohärente Zellstrahlung 16
Kohärenz als Ausdruck von Gesundheit 17
Konsequenzen für die Lasertherapie 18

Anwedungsgebiete in der Humanmedizin 19
Immunität und Allergie 20
    Allergie 21
Haut- und Schleimhäute 25
    Neurodermitis 25
    Herpes 28
Gewebe 29
Gefäße 31
    Durchblutungsstörungen 31
Entzündungen 33
Blutbildungsstörungen 36
Knochen und Gelenke 37
    Osteoporose 37
    Rückenschmerzen 41
        Erfahrungen bei Rückenschmerzen verschiedener Ursachen 45
    Schulter-Arm-Syndrom 46

Arthrosen beider Kniegelenke 46
Grundsätzliches zu degenerativen Erkrankungen 47

Laserstrahlen in der Kosmetikpraxis 49
Einsatzmöglichkeiten des Lasers 51
    Akne vulgaris 51
    Pickel und Bläschen 53
    Herpes labialis 53
    Kreisrunder Haarausfall (Alopecia areata) 53
    Gesichtskosmetik 53
    Zellulitis und Adipositas 54
    Zusammenfassung 55

Kombination der Laserbestrahlung mit Akupunktur 58
Zur Geschichte der Akupunktur 58
Hintergründe 59
Meridiane und ausgewählte Punkte 64

Lasertherapie in der Heilpraxis mit Naturkosmetikstudio 93
    Facelifting 93
    Akne, zellulitis 95
    Gewichtsabnahme 98

Nahrung sei Deine Medizin 100

**Lasertherapie und Organomed-Frischextrakte aus
eigener Herstellung** 102

Laserbestrahlung und Colon-Hydro-Therapie 110

Literatur 121

Register 123

Vorwort

Dieser Ratgeber soll Patienten helfen, einen besseren Überblick über die heute möglichen und auch schon bewährten Laserbehandlungen in der modernen Naturheilpraxis zu bekommen. Sensationsmeldungen in der „Regenbogenpresse" in jüngster Zeit machen es erforderlich, Klarheit über technische Voraussetzungen heutiger neuer Laserbehandlungsgeräte aufzuzeigen wie auch die vielfältigen Möglichkeiten des Einsatzes, wenn dieser von einem *erfahrenen* Heilpraktiker oder Arzt durchgeführt wird, und zwar ausschließlich von diesen Behandlern.
Sicherheit der Patienten ist in Deutschland zum Glück rechtlich exakt geregelt, so daß Verstöße gegen das Heilpraktikergesetz oder gar gegen die Approbationsordnung strafrechtlich verfolgt werden. Dieser deutliche Hinweis scheint mir gerade in unserer Zeit notwendig geworden zu sein, da mancherorts der Eindruck erweckt wird, als könne man ohne eine qualifizierte Ausbildung bzw. ein Medizinstudium sich der Feststellung von Krankheiten und Leiden sowie deren Behandlung durch Laien anvertrauen (z. B. Lebens- und Persönlichkeitsberater und viele andere Umschreibungen mehr).
Meine hier dargestellten Berichte beruhen auf einer mittlerweile 20jährigen Erfahrung als Heilpraktiker mit den jeweils neuesten Lasergeräten der Firmen Bio-Medical-System, Pulsatron, MBB, Akutron Jena und Reimers & Jansen.
Die Fallbeispiele stellen in keiner Weise Firmenwerbung dar, sondern spiegeln lediglich das breite Erfahrungsspektrum wider, das sich zwangsläufig aus den vielfältigen Indikationen und sehr unterschiedlichen Patientenempfindungen herleitet.
Ausführliche Anamnese und klinische Laborparameter wurden in allen geschilderten Fällen beim ersten Beratungsgespräch sorgfältig in den jeweiligen individuellen Behandlungsplan miteinbezogen.

Vorwort

Vielleicht gibt die eine oder andere Fallbeschreibung einem Kollegen oder einer Kollegin Anregungen, wie auch ich in vielen Fortbildungsveranstaltungen bei „alten Hasen" lernen und weitergeben durfte.

Wiesbaden, Frühjahr 1996

Karl-Heinz Hanusch
Heilpraktiker

Medizinhistorisches

Die Erfindung des Lasers ist zweifellos eine der größten Errungenschaften der letzten Jahrzehnte. Laser haben die Technik revolutioniert; es gibt heute kaum eine naturwissenschaftliche Disziplin, in der der Laser nicht schon eingesetzt wird. Die Anwendungen reichen von Materialbearbeitung, Regel- und Meßtechnik im Nachrichtenwesen und Wehrtechnik bis hin zur Kunst- und Unterhaltungselektronik. Der beispiellose Erfolg dieser neuen Technologie macht vor keinem Gebiet halt.
Auch in der Medizin hat man sich die hervorragenden Eigenschaften des Laserlichts zunutze gemacht. So verwenden Ärzte Laserskalpelle oder sanfte Laserstrahlen zur Therapie.
Das Prinzip des Lasers hat bereits *Albert Einstein* 1917 theoretisch formuliert. Seine Arbeit stellt das Fundament der Lasertherapie dar. Die Wissenschaftler der damaligen Zeit standen allerdings dieser Theorie skeptisch gegenüber, und keiner zog die Konsequenz, eine entsprechende Lichtquelle zu bauen. So dauerte es bis 1960, bis der erste Laser vorgestellt wurde; damals ein Rubinlaser. In den Folgejahren setzte eine stürmische Entwicklung ein, und immer mehr Materialien wurden zum Lasern gebracht.
Als Lasermaterial können besonders geeignete Gase, Flüssigkeiten oder Festkörper benutzt werden. Je nach Ausgangsmaterial wird der entsprechende Laser in den verschiedenen Disziplinen eingesetzt. Im medizinischen Bereich gibt es Argonlaser, Kohlendioxidlaser, Neondiodlaser, um einige zu nennen. Ein bekannter Vertreter der Gaslaser ist der Helium-Neon-Laser, der noch häufig in Praxen zur Therapie eingesetzt wird.
Einen großen Fortschritt in der Lasertechnik stellte der Einsatz von Hautleitern dar. Man war jetzt der Lage, kleinste Laserdioden zu verwenden. Diese Lasertypen findet man in der Medizin besonders häufig. Je nach Lasermaterial und Leistung der verwendeten Lasergeräte, der Zeitdauer

der Bestrahlung sowie den Gewebeeigenschaften treten verschiedene Wirkungen auf.
Bei Lasern mit hoher Leistung wird die Energie in Wärme umgewandelt. Mit diesen sogenannten *Powerleistungen* kann Gewebe geschweißt oder verdampft werden. Die photochemischen Effekte beginnen bei Temperaturen zwischen 40 und 60 °C.
Im Bereich niedriger Leistungsdichten, d. h. wenige Milliwatt, entstehen bei längeren Einsetzzeiten photochemische Prozesse durch Absorption der Laserstrahlung. Diese sogenannten *Softlaser* haben keine thermische Wirkung und sind mit Sicherheit für die Haut ungefährlich, wenn sie über eine Zulassung nach der medizinischen Geräteverordnung bzw. TÜV verfügen. Diese Laser wirken jedoch äußerst stimulierend auf Zellen und Gewebe. Man nennt sie deshalb auch *Biostimulationslaser.*
Die verschiedenen Hersteller von Lasergeräten für die Humanmedizin nutzen die Theorien von *Fritz-Albert Popp* und *Bernhard Ruth.*
1974 begann der damalige Doktorand Ruth mit dem Bau eines Geräts, mit dem er den Nachweis erbringen wollte, daß es kein Licht in den Zellen gibt. 1 Jahr später war das Emissionsphotometer fertig; mit ihm konnte man noch Licht bis 10^{-17} Watt wahrnehmen (das entspricht der Lichtmessung eines Glühwürmchens in 10 km Entfernung).
Stundenlange Meßvorgänge ergaben ein erstaunliches Ergebnis: Das Gerät zeigte bei gezüchteten Gurkenkeimen Licht an, zunächst zwischen 250 und 500 Photonen pro Sekunde und Quadratzentimeter, Stunden später sanken die Werte auf eine gleichbleibende Intensität von 50–200 Photonen. Aus den Messungen folgte auch, daß es sich um kurze Lichtblitze handeln mußte, dazwischen lagen größere Pausen.
Ruth konnte es nicht glauben. Seine Vermutung, daß Licht nur durch das Vorhandensein von Chlorophyll in den Gurkenkeimen zustande käme, bestätigte sich nicht, als er es auch mit Kartoffelkeimen versuchte. Schließlich fand er Licht in allen pflanzlichen und tierischen Zellen, die er untersuchte. Somit handelte es sich um ein universelles Phänomen.
Popp nannte daraufhin die ultraschwache Zellstrahlung *Biophotonen*, weil sie den Nachweis einer zentralen Rolle in allen Lebensvorgängen erbracht haben.
Die Versuche von Ruth und Popp wurden in vielen Ländern durch andere Physiker bestätigt.

Physikalisches

Grundlagen

Das gewöhnliche Licht einer Glühlampe besteht aus einzelnen Wellenzügen, die in verschiedener Wellenlänge bzw. Farbe und Ausbreitungsrichtung schwingen. Diese Regellosigkeit erklärt sich aus dem Zustandekommen des Lichts, wobei unabhängig voneinander Lichtquanten durch Elektronensprünge entstehen. Beim Laser hingegen entsteht monochromatisches, kohärentes und gebündeltes Licht.
Die Eigenschaften des produzierten Laserlichts bedeuten:
1. *Monochromasie:* Licht einer definierten Wellenlänge bzw. Farbe (Abb. 1),
2. *Kohärenz:* in gleicher Phase schwingendes Licht (Abb. 2),
3. *geringe Divergenz:* Richtungsbündelung des Lichtstrahls, dadurch parallele Ausbreitung des Lichtstrahls (Abb. 3).

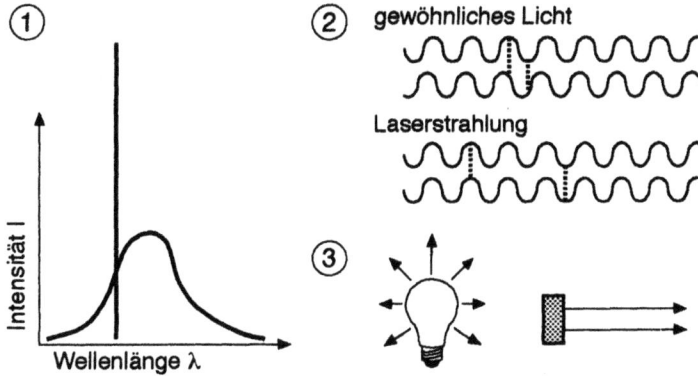

Physikalisches

Beim Laser (Light amplification by stimulated emission of radiation) werden die Atome zunächst in einen metastabilen Zustand gebracht. In diesem Zustand kreisen die Elektronen auf Bahnen (sog. Orbitalen) mit erhöhtem Energiegehalt, springen aber nicht – wie normalerweise bei angeregten Zuständen – sofort wieder in den Grundzustand zurück. Bei einem „Kommando von außen" springen dann alle gleichzeitig, wobei Licht großer Lichtstärke entsteht, das sich extrem gut parallel bündeln läßt. Dieses „Kommando von außen" ist z. B. beim Helium-Neon-Laser ein Quant von 632,8 nm Wellenlänge.

Wirkungen

Untersuchungen über medizinische und biologische Wirkungsweisen der Softlaser stammen zum Teil schon aus den frühen 1960er Jahren. Unzählige Forschungen beschäftigten sich weltweit mit dem Phänomen Laserlicht (s. ausführliches Literaturverzeichnis). Heute ist wissenschaftlich gesichert, daß es unter den Softlaserbehandlungen zu
- einer Steigerung der ATP-Produktion um etwa 150 % (enzymatische Bezeichnung für Beteiligungen an hormonellen Botenstoffen zur Muskelkontraktion),
- einer Vermehrung der kollagenen Fasern (umgebende Stabilität für Knorpel-, Knochengewebe und Haut),
- einem Anstieg spezifischer Enzyme,
- einer Beschleunigung des Lymphabflusses,
- einer Neubildung von Gefäßen mit vermehrter Durchblutung,
- einer erhöhten Zugfestigkeit von Wunden und
- einem deutlichen Anstieg der Desoxyribonukleinsäure (DNA, genetischer Kode für die Eiweißbiosynthese) und des Eiweißaufbaus kommt.

Es kommt also in *allen* wichtigen Regulationsprozessen zu einer wissenschaftlich nachgewiesenen Stimulierung durch den Softlaser. Wegen der oben genannten Wirkungsweisen ergeben sich eine Vielzahl von Behandlungsmöglichkeiten, auf die ich bei den Fallbeschreibungen noch ausführlich eingehen werde.

Als *Hauptindikationen* für eine Lasertherapie können jetzt schon genannt werden:
- gestörte Wundheilung

- Verbrennungen
- Sportverletzungen (von der Prellung bis zum traumatischen Geschehen)
- Entzündungen vieler Art (auch im rheumatischen Formenkreis)
- Neuralgien
- Arthrosen
- „Tennisarm"
- Muskelhartspann (Myogelosen)
- Ulcus cruris (offenes Bein in der Dermatologie)
- Herpeserkrankungen (nimmt sofort den Juckreiz und Brennschmerz)
- Akne und Ekzembehandlungen, Dermatosen
- großes Einsatzgebiet in der Kosmetik
- Einsatzmöglichkeiten im HNO-Bereich
- Einsatzmöglichkeiten in der Zahnheilkunde (bleibt Zahnärzten vorbehalten!)

Softlaser sind mittlerweile bei Heilpraktikern und Ärzten weit verbreitet. In einigen Großstädten haben sich bereits Ärzte auf Laserbehandlungen spezialisiert.

Der Grund für die überdurchschnittliche Akzeptanz erklärt sich durch die verblüffenden Erfolge, die bei der Anwendung von Laserlicht erzielt werden. Auch in der medizinischen Fußpflege hat der Laser mittlerweile seinen Einzug gehalten ist und dort u. a. in der Behandlung von schmerzhaften Hühneraugen sehr erfolgreich, was die deutliche Schmerzreduzierung in der Vorbestrahlung mit dem Laser bewirkt.

Auch beim diabetischen Gangrän (durch Minderdurchblutung oder mechanische oder thermische Schädigung hervorgerufener Gewebsuntergang mit Gewebserweichung, Schrumpfung, Vertrocknung, Mumifizierung und Schwarzfärbung) hauptsächlich im Großzehenbereich und auch bei Fußekzemen wird der Laser in der medizinischen Fußpflege eingesetzt. Im Vorteil sind hier die Heilpraktikerinnen, die auch eine Kosmetikerinnenausbildung mit medizinischer Fußpflege nachweisen können, da dann die sachlich notwendigen Heilmaßnahmen auch aus dieser Sparte fachlich abgedeckt werden können.

Schlimm dagegen ist mir ein Fall in jüngster Zeit begegnet, bei dem ein medizinischer Fußpfleger – ohne Heilpraktiker oder Arzt zu sein – eine Großzehennagelmykose mit einer Laserbestrahlung beim Patienten zu Hause versorgte, so daß dieser nicht mehr laufen konnte. Bei meinem Hausbesuch konnte ich nur die dringende Überweisung zu einer Dermatologin nach Frankfurt am Main veranlassen, da hier ein fachärztlicher Eingriff dringend geboten war. Insofern verweise ich nochmals auf mein

Physikalisches

Vorwort. Nicht „Standesdünkel", sondern die gebotene Sorgfaltspflicht gegenüber den Patienten lassen mich nach nunmehr eigener 20jähriger Erfahrnng mahnen, nihil nocere!
Gute Therapieerfolge sind sicherlich keine Wunder. Auch kann der Einsatz von Laserlicht keine Wunder vollbringen, die meisten Probleme werden allerdings mit dem energiereichen Licht „weggelasert". Im Zusammenwirken mit bewährten Präparaten in der Naturheilpraxis, wie z. B. von den Arzneimittelfirmen Dr. Hevert, Heel, vitOrgan und anderen, Milz-Frischextrakt, Placenta-Frischextrakt, Thymus-Frischextrakt (letztere aus eigener Herstellung der Laborgemeinschaft für Organotherapie GbR in Hamburg), hat die Anwendung des Lasers besonders gute Resultate erzielt.
Auch durch die Behandlung geeigneter Akupunkturpunkte kann die Wirkung weiter verbessert werden. Untersuchungen an der Uniklinik Peking und dem Sportmedizinischen Institut Berlin bestätigen die hervorragenden Erfolge, die sich mit Laserpunktur erzielen lassen (siehe dazu besonderes Kapitel ab Seite 64 ff.).

Gerätetechnik in der Naturheilpraxis

Das Wort Laser ist eine Abkürzung des englischen „Light amplification by stimulated emission of radiation", d. h. Lichtverstärkung durch stimulierte (oder induzierte) Aussendung von Strahlen.
Schwingungsfähige Gebilde (z. B. Atome oder Moleküle) können einen energetisch angeregten Zustand einnehmen.
Trifft eine Lichtwelle bestimmter Wellenlänge auf ein angeregtes Atom oder Molekül, so fällt das System in den Grundzustand zurück, und die frei werdende Energie tritt als Strahlung auf und verstärkt die Lichtwelle.
In der Naturheilpraxis werden Festkörper- und Gaslaser benutzt. Der Gaslaser benötigt in der Regel mehr Raum als der Festkörperlaser. Die Röhre eines 5-mW-Helium-Neon-Lasers ist etwa 40 cm lang und 10 cm im Durchmesser, bei 25 mW beträgt die Länge etwa 1 m.
Ein Festkörperlaser besteht im allgemeinen aus einer Diode, die abhängig von der Leistung kaum größer als ein Pfennigstück ist und ohne Lichtleiter auskommt.
Festkörper lassen sich hervorragend zu Frequenzmodulationen nutzen,

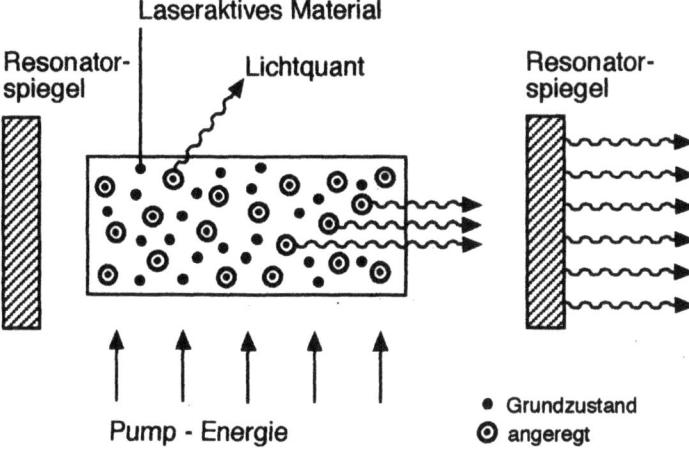

Aufbau eines Lasers (schematisch)

da sie ohne Schwierigkeiten gepulst werden können. Bei Helium-Neon-Lasern läßt sich eine korrekte Frequenz (mit Nulldurchgängen) nur auf mechanischem Wege erreichen.

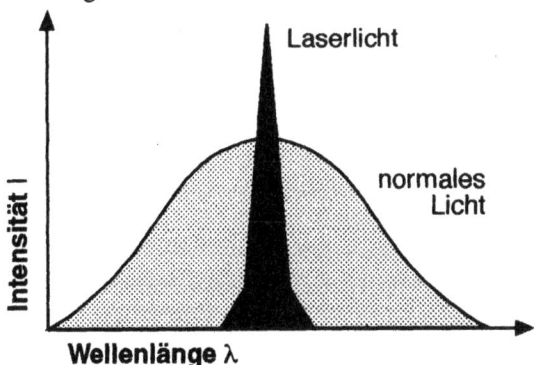

Die spektrale Bandbreite von Laser im Vergleich zu gewöhnlichem Licht

Die drei wesentlichen physikalischen Eigenschaften der Lasertherapie sind, wie schon erwähnt:
- Monochromasie
- Kohärenz
- geringe Divergenz

Monochromasie beschreibt eine Strahlung, die spektrographisch nur eine Linie darstellt. Eine ganz bestimmte Wellenlänge wird verstärkt und zur Strahlung gebracht. Die Farbe der Laserstrahlung ist also von einer Rein-

Physikalisches

heit, wie sie in der Natur selten vorkommt (z. B. in der Zellkommunikation).
Kohärenz betrifft die Phasenbeziehung und besagt, daß zwischen allen Teilen der Laserstrahlung eine feste Phasenbeziehung besteht. Es handelt sich also um Licht mit einem extrem hohen Ordnungsgrad.

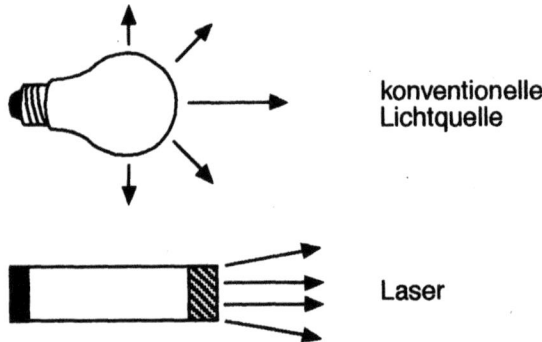

Phasenbeziehung bei gewöhnlichem Licht und bei Laserstrahlung

Beim Laserstrahl besteht eine geringe **Divergenz,** d. h., die austretende Strahlung ist weitgehend parallel.
Jeder Laser hat seine spezielle Wellenlänge und dringt dementsprechend tief in Materie (z. B. Gewebe) ein, wird reflektiert, absorbiert und gestreut. Im Gewebe (Haut) bewirkt die Streuung, daß umliegende Bereiche immer mit dem Licht erfaßt werden.

Biophotonen – kohärente Zellstrahlung

Die Forschungen der letzten Jahre haben in der Biophysik außerordentliche Ergebnisse hervorgebracht. Ganz besonders *Fritz-Albert Popp, Bernhard Ruth* und Mitarbeiter, *Ulrich Warnke, G. Sell* und *G. Schauff* ist es zu verdanken, daß auf wissenschaftlicher Ebene ein neues Verständnis von Gesundheit, Krankheit und auch der Laserwirkung möglich wurde. Der entscheidende Schritt war die Entdeckung der „ultraschwachen Zellstrahlung", der Biophotonen. Die Zellkommunikation findet mit kohärentem Licht (Laserlicht) statt!

Es konnte nachgewiesen werden, daß die Desoxyribonukleinsäure (DNA) die wesentliche Quelle der Abstrahlung ist. Diese Biophotonenstrahlung zeichnet alle lebenden Wesen aus und ist ein Muß für den Gesundheitszustand des Organismus. Die Biophotonen sind die Regulatoren des Zellgeschehens und bestimmen alle biochemischen Funktionen.
Die Photonenemission findet im Bereich von Infrarot- bis nahe UV-A-Licht statt. Vieles weist darauf hin, daß das infrarote Licht der interzellulären Kommunikation dient (von Zelle zu Zelle und von Organ zu Organ) und das sichtbare und UV-Licht der intrazellulären Kommunikation.
Diese Erkenntnisse bestätigen die Therapieerfolge sowohl des IR-Lasers als auch des Helium-Neon-Lasers.

Kohärenz als Ausdruck von Gesundheit

Organische und psychische Krankheiten stellen sich auf der energetischen Ebene als eine Abnahme der Kohärenz und Resonanz dar. Anders ausgedrückt: Abnahme der Ordnung – Zunahme des Chaos.
Gesundheit offenbart sich als harmonische „Gestimmtheit" (Kohärenz) und Reaktivität (Resonanz), die geordneten Kräfte dominieren.
Ist die Kohärenz und Resonanzfähigkeit gestört, so sprechen die Zellen nicht mehr auf Regulationsinformationen an, und ein geordneter Zellverband, ein inaktiver Organismus ist nicht mehr möglich (nur kohärente Strahlung kann als Informationsübermittler dienen).
Folgerichtig zeichnet sich malignes Tumorwachstum auch durch eine Abnahme der kohärenten Strahlung aus. *D. Schamhart* konnte nachweisen, daß tierische Tumorzellen im Gegensatz zu den entsprechenden normal vermehrungsfähigen Zellen ihren gegenseitigen Lichtkontakt verloren haben.
Auch im geistig/seelischen Bereich können ähnliche Erscheinungen beobachtet werden. Im ausgeglichenen Ruhezustand sendet das Gehirn vermehrt kohärente Strahlung und geordnete Hirnwellen, mit eintretender Unruhe nimmt diese Ordnung ab.

Konsequenzen für die Lasertherapie

In der Therapie muß es darum gehen, den Organismus möglichst in einen Zustand der Ordnung (Kohärenz) zu versetzen, ihn fort vom Chaos und der Regulationsstarre (Resonanzunfähigkeit) zu führen.
Die Laserstrahlen (kohärentes Licht) sind dazu geeignet.

> In der Lasertherapie führen wir dem Organismus unmittelbar hochgeordnetes, kohärentes Licht zu. Die kohärente Laserstrahlung aktiviert die zelleigenen Energiepotentiale und richtet sie aus. Die Zellen schwingen sich wieder auf ein geordnetes Niveau ein.

Anwendungsgebiete in der Humanmedizin (mit Fallbeispielen)

In der Medizin hat der Laser aufgrund seiner universellen Einsetzbarkeit ein weitgefächertes Anwendungsgebiet. Dies liegt unter anderem daran, daß er biologische Grundfunktionen stimuliert (Verbesserung der Zellatmung, Erhöhung der Zellteilungsrate usw.). Viele Wirkungsmechanismen sind noch unklar und benötigen weitere Definitionen, um die sich heute eine Vielzahl von Forschern bemüht. Die erfolgreiche Anwendung in den verschiedenen medizinischen Gebieten gilt jedoch als gesichert.

Der Behandler wird den Laser schon bald nicht mehr aus seinem Therapiekonzept streichen wollen, nicht zuletzt, weil die Lasertherapie keine schädigenden Nebenwirkungen hervorruft und kaum Kontraindikationen kennt.

Auch spielt es für den Heilpraktiker keine so große Rolle, ob nun die jeweilige private Krankenkasse die Gebührenziffern für Lasertherapie – je nach politischer Großwetter-Sparlage – anerkennt oder nicht. Entscheidend ist der Erfolg, und überschaubar und für jedermann zumutbar die Kosten der Einzelanwendungen!

> Die Laserbehandlung ist sanft, schmerzlos und aseptisch, sie eignet sich sowohl zur Punkt- als auch zur Flächenbestrahlung bei akuten und chronischen Krankheiten.

Immunität und Allergie

Als Immunität bezeichnet man die Fähigkeit des Organismus, körperfremde Stoffe, vor allem Krankheitserreger wie Bakterien und Viren, erfolgreich abzuwehren. Dazu gehören zunächst unspezifische Reaktionen, die auch dann ablaufen, wenn der Körper zum ersten Mal mit einer von außen kommenden Schädlichkeit in Kontakt kommt. Teilvorgänge dieser natürlichen Immuität (angeborene Immunität) sind zum Beispiel die Aufnahme und Verdauung oder das Auffressen von Krankheitserregern durch weiße Blutkörperchen (Leukozyten), die *Phagozytose*. Auch örtliche Entzündungsreaktionen, die u. a. zu einer Anlockung weißer Blutkörperchen führen, fallen unter die angeborene Immunität.

Im engeren Sinne versteht man unter Immunität jedoch hochspezifische Abwehrvorgänge, die beim 1. Eindringen eines bestimmten körperfremden Stoffes in den Organismus noch nicht zur Verfügung stehen, sondern erst durch einen solchen Kontakt ausgelöst werden müssen (aktive oder erworbene spezifische Immunität).

Das *immunologische Gedächtnis*, eines der interessantesten, bisher aber noch nicht eindeutig gelösten Probleme um die immunologische Reaktion, sorgt dann in Zukunft dafür, daß die spezzifische Abwehr beim nächsten oder übernächsten Kontakt mit der gleichen Schädlichkeit bereitsteht.

Schädliche Stoffe, die zu einer immunologischen Reaktion führen, nennt man *Antigene*, die spezifischen, gegen dieses bestimmte Antigen erzeugten Abwehrstoffe des Organismus nennt man *Antikörper*.

Als Antigen kommen alle Stoffe in Frage, die den für die Immunität zuständigen oder immunkompetenten Zellen des Organismus fremd sind, im Ausnahmefall auch auch körpereigene Gewebe oder Substanzen, die normalerweise nicht in die Blutbahn gelangen. Die im letzteren Fall ausgelösten Autoimmunvorgänge sind unter Umständen die Ursache von *Autoimmunkrankheiten*, sie stellen daher eine Entgleisung des Immunsystems dar.

Im Regelfall – und darin liegt der tiefere biologische Sinn der immunologischen Reaktion – ist die Immunantwort jedoch gegen Krankheitserreger oder giftige Produkte von Krankheitserregern (z. B. Diphtherietoxine) gerichtet. Typischerweise handelt es sich dabei um große Antigene.

Ersetzt man eine natürlich angestoßene Immunisierung (Infektion mit

bestimmten Krankheitserregern) zur Vorbeugung dadurch, daß man abgetötete Erreger der abgeschwächte Erregergifte als Antigene verabreicht, spricht man von *aktiver Immunisierung* (aktive Impfung).
Auch kleine Moleküle können die Eigenschaft eines Antigens annehmen, wenn sie außerhalb und innerhalb des Menschen (= Wirtsorganismus) an Eiweißmoleküle gebunden werden (sog. Haptene). Manche Chemikalien, auch Arzneimittel, führen auf diesem Umweg zu einer Aktivierung des immunologischen Systems. Man nennt eine solche, nicht gegen Krankheitserreger gerichtete immunologische Reaktion auf äußere Schädlichkeiten *Allergie*.
Ein besonderes Problem stellt sich mit der Frage: Wie sind die immunkompetenten Zellen in der Lage, die körpereigenen Zellen und Wirkstoffe als nichtantigen (als „eigen") zu erkennen und von den antigenen (also „fremden") Stoffen zu unterscheiden?
Um die Zeit der Geburt bildet sich eine Art Verträglichkeit des Immunsystems mit dem eigenen Körper, die man *immunologische Toleranz* (Immuntoleranz) nennt. Eine Auffassung geht dahin, anzunehmen, daß alle immunkompetenten Zellen, die ihrer Anlage nach imstande wären, körpereigene Stoffe als Antigene anzusehen und zu behandeln, durch den Kontakt mit eben diesen Stoffen schon sehr frühzeitig zugrunde gehen. Entstehen später durch Zellteilung (Mutation) innerhalb des Körpers krebsverdächtige Zellen , u. a. auch mit neuen antigenen Eigenschaften, so könnte eine zusätzliche Aufgabe des nun nicht mehr anpassungsfähigen Immunsystems darin bestehen, solche Zellen als fremd zu erkennen und auszuschalten. Tatsächlich gibt es verschiedene Hinweise auf verstärktes Tumorwachstum nach Schädigung des Immunsystems.
Kommen immunkompetente Zellen mit einem Antigen in Kontakt, so reagieren sie je nach ihrer Bestimmung mit in der Körperflüssigkeit (humorale) oder in den Zellen (zellständige) befindlichen Antikörpern rasch oder verzögert.

Allergie

Allergie nennt man die veränderte, krankhaft gesteigerte Reaktionslage des Körpers nach zumindest einem Kontakt mit bestimmten körperfremden, sonst unschädlichen Stoffen. Grundlage allergischer Reaktionen, die im Grunde immunbiologische Reaktionen sind, ist der Immunapparat, wie oben beschrieben.

Die zur allergischen Sensibilisierung führenden Stoffe (Allergene) wirken als Antigene, die nach ihrer Erkennung als körperfremd die Bildung humoraler (d. h. im Blut zirkulierender) und sessiler (an Körperzellen, und zwar vor allem an Lymphozyten gebundener) Antikörper anregen. Dieser Vorgang der allergischen Sensibilisierung oder allergischen Immunisierung läuft nach dem 1. Kontakt mit dem Allergen etwa innerhalb 1 Woche ohne sichtbare Krankheitszeichen ab. Dringt das Allergen dann zum 2. oder wiederholten Male in den Organismus ein, so reagieren die bereitstehenden Antikörper mit dem Antigen, die sichtbaren Zeichen dieser Antigen-Antikörper-Reaktion nennt man *allergische Reaktion.*

Die humoralen Antikörper können zu einer sehr raschen Immunreaktion führen (allergische Reaktion vom Soforttyp), so bei intravenöser Zufuhr des Antigens (z. B. anaphylaktischer Schock), bei fortdauerndem Antigennachschub (Serumkrankheit) und beim Vorhandensein von Antikörpern (Reaginen), die ihren Sitz bevorzugt in der Haut und den Schleimhäuten haben (Allergien vom Reagintyp, wie Heufieber, Nesselsucht, Bronchialasthma).

Dagegen reagieren die zellständigen Antikörper bzw. die sensibilisierten Immunzellen nur verzögert (nach einer Zwischenzeit von mehreren bis zu 36 Stunden) mit dem zum wiederholten Mal in den Körper eindringenden Antigen, wobei es zu einer allergischen Reaktion vom Spättyp kommt. Eine solche Allergie ist zum Beispiel die Kontaktdermatitis, ferner gehören dazu auch die Autoimmunerkrankungen als Sonderfall einer Allergie gegen körpereigene, dem Immunsystem jedoch fremde Substanzen.

Die Folgen der Antigen-Antikörper-Reaktion sind bei der allergischen Reaktion vom Soforttyp u. a. Freisetzung von Histamin, Serotonin und der Kinine (sämtliche vom Körper selbst produzierte und abbaubare Hormone) mit örtlicher oder allgemeiner Gefäßerweiterung und Flüssigkeitsaustritt ins Gewebe (Rötung und Quaddelbildung im Bereich von Haut und Schleimhäuten bei Nesselsucht, Schwellung der Schleimhaut, unter Umständen auch im Kehlkopfbereich bei Quincke-Ödem, Blutdrucksturz beim anaphylaktischen Schock) bzw. Verkrampfung (Kontraktion) der glatten Muskulatur bei Bronchialasthma.

Bei der allergischen Reaktion vom Spättyp spielt die immunologische Reaktion der sensibilisierten Lymphozyten die entscheidende Rolle. Diese kann zur Gewebsschädigung oder -zerstörung (wie bei der Abstoßungsreaktion von Transplantaten) oder auch zu Fieber und anderen Allgemeinerscheinungen führen. Dabei setzen die beteiligten Lymphozyten eine Reihe von Substanzen frei, die unter anderem zur Anlockung anderer

weißer Blutkörperchen, zur Verstärkung deren Freßtätigkeit und zur gesteigerten Kapillardurchblutung (feinste Gefäße) führen kann.
Beim anaphylaktischen Schock (Serumschock) kommt es durch erneutes Eindringen hoher Antigenmengen ins Blut (z. B. bei Reinjektion von in einem Impfserum enthaltenen körperfremden Eiweißen, gegen die der Organismus bereits nach der Erstinjektion Antikörper gebildet hat) zu einer massiven Antigen-Antikörper-Reaktion im Blut und im Gewebe. Wie bei der Reaktion von Allergenen mit den gewebsständigen Reaginen werden Histamin freisetzende Antigen-Antikörper-Komplexe gebildet, die ihre Wirkung nun nicht nur lokalisiert im Gewebe entfalten können, sondern auch an den Mastzellen des Bluts, die Histamin und histaminähnliche Stoffe gespeichert erhalten.
Neben beträchtlicher Atemnot führt deshalb die Bildung von Antigen-Antikörper-Komplexen beim anaphylaktischen Schock zu einer allgemeinen starken Gefäßerweiterung, in deren Folge der Blutdruck absinkt; manchmal kommt es zu tödlichem Kreislaufversagen.
Zur Diagnose von allergischen Erkrankungen und auch zur Behandlung von Allergosen ist die Kenntnis der Beschaffenheit und der möglichen Zufuhrwege von Allergenen von entscheidender Bedeutung. Als fertige Allergene kommen an sich nur großmolekulare Stoffe, und zwar vor allem Fremdeiweiße, in Frage. Da die Voraussetzung eines hohen Molekulargewichts jedoch auch dadurch erfüllt werden kann, daß kleinmolekulare Stoffe (sog. Haptene) an [große] Eiweißmoleküle gebunden werden, kommt im Prinzip jeder Stoff als Antigen (und Allergen) in Betracht.
Man teilt die Allergene vor allem nach ihrem Weg in den Körper in mehrere Gruppen ein:

- *Inhalationsallergene*, die auf dem Atemweg zugeführt werden und häufig im Bereich des Atemtrakts zu allergischen Reaktionen führen (z. B. Pflanzen- und v. a. Gräserpollen, Hausstaub, Haare, Federn);
- *Ingestionsallergene*, die mit der Nahrung zugeführt werden, darunter auch Nahrungsmittel als solche (Fisch, Milch, Erdbeeren und – als Spezialfall – eingenommene Arzneimittel);
- *Injektionsallergene*, die in die Blutbahn oder auch sonst in den Körper eingespritzt werden (z. B. Impfstoffe, gruppenfremdes, d. h. unverträgliches Blut, die verschiedensten Arzneimittel);
- *Kontaktallergene*, die durch wiederholten Kontakt mit der Haut zur Kontaktdermatitis führen (Seifen und Kosmetika, Wolle, Kunststoffe, Seide und verschiedene Pflanzen).

In der Naturheilpraxis sind bei Verdacht auf eine Allergie die genaue Erfassung der Vorgeschichte (Expositionsmöglichkeiten in der Wohnung und am Arbeitsplatz, Kosmetika, Arzneimittel, Nahrungsfaktoren usw.) und im Zusammenhang mit der Vorgeschichte der diagnostische Allergennachweis von entscheidender Bedeutung.

Für diesen Nachweis stehen einmal verschiedene Such- und Bestätigungsmethoden und zum anderen zahlreiche Einzel- und Gruppenantigenextrakte zur Verfügung. Sie werden zum Allergennachweis vor allem im *Intrakutantest* (zur Aufdeckung humoraler Antikörper) und im *Epikutantest* (zum Nachweis von Immunzellen mit der Läppchenmethode am Arm oder Rücken) eingesetzt.

Auch Expositions- und Karenzversuche (bei denen der Kranke bewußt eine bestimmte Exposition vermeidet) sowie gezielte Provokationsproben als Bestätigungstests können zur Klärung der Diagnose beitragen.

Die Therapie der Allergien besteht heute im wesentlichen in der Allergenvermeidung (Allergenkarenz), unter Umständen sogar mit Wohnungs- und Berufswechsel (Bäckerasthma).

Lassen sich Allergene nicht ausschalten, kommt eine Desensibilisierung (Schwächung bis Aufhebung der allergischen Reaktionsbereitschaft durch qualitative oder quantitative Veränderungen des Antikörperbestands mittels langwieriger Injektionsreihen) mit hohen Antigendosen in Frage. Auch hat sich die Gegendesensibilisierung nach Theurer (Allergostop I und II der Arzneimittelfirma vitOrgan) mit patienteneigenem Antikörpergut, gewonnen aus dem Blutserum, bewährt.

Abgesehen von der immunsuppressiven (symptomunterdrückenden) Therapie in ganz besonderen Fällen, kann man mit Hilfe von Medikamenten zwar einzelne Symptome der Allergie, aber nicht den immunologischen Vorgang als solchen unterdrücken. In diesem allopathischen Sinn wirken u. a. Adrenalin, Noradrenalin, die Kortikoide, Kalziumsalze und Antihistaminika.

Auf der biologisch-naturheilkundlichen Seite befinden wir uns mit der Laserakupunktur, die im Sinne einer Harmonisierung der Dysfunktion (Antikörperreaktion) gesehen werden sollte. Durch die Zufuhr genau definierter Größen von Licht (680–980 nm, je nach Gerätetyp) können wir auf die Reaktionsbereitschaft der körpereigenen Mechanismen (wie oben unter Immunität beschrieben) positiv und ohne schädliche Nebenwirkungen Einfluß nehmen.

Aber auch hier sind die Erfolge je nach Denk- und Therapieansatz des erfahrenen Behandlers unterschiedlich. Dazu mehr bei den nachfolgenden Fallbeschreibungen, die naturgemäß eine Positivauswahl darstellen müssen.

Haut und Schleimhäute

Neurodermitis

Die Neurodermitis ist eine chronische entzündliche Erkrankung der Haut, sie gehört zum atopischen Formenkreis. Dies drückt sich in den ebenfalls gebräuchlichen Bezeichnungen *atopisches Ekzem* oder *atopische Dermatitis* aus.
Die Ursache der Neurodermitis ist unbekannt, mit Sicherheit liegt eine multifaktorielle genetische Disposition zugrunde. „Triggerfaktoren", z. B. chemische und mechanische Einflüsse auf die Haut, Streß, Infektionen oder Allergene lösen das Krankheitsbild aus. Auch die verschlechterten Umweltfaktoren müssen als Triggerfaktoren von Bedeutung sein, nur so läßt sich die weltweite Zunahme der Neurodermitis in den letzten Jahrzehnten erklären.
Typisch für die Neurodermitis sind sowohl pathologische Veränderungen der Haut als auch des Immunsystems. Die Haut ist trocken, schuppig und empfindlich, dies ist auf einen verringerten Anteil an Lipiden, ungesättigten Fettsäuren und Harnstoff zurückzuführen. Dadurch erhöht sich der Wasserverlust der Haut bei gleichzeitig verringerter Feuchtigkeitsbindungskapazität. Der Wassergehalt der Epidermis (Oberhaut) liegt deutlich unter dem Normalwert von 15 %. Daraus resultiert eine reduzierte Barrierefunktion der Haut. Desweiteren neigen die kleinen Hautgefäße zur Vasokonstriktion. Die Durchblutung ist gestört, das Hautbild erscheint blaß und fahl, typisch ist weißer Dermographismus (Ablaßreaktion der Haut nach mechanischer Hautreizung – weiße Hautschrift).
Die pathologischen Veränderungen auf immunologischer Ebene sind ebenfalls vielfältig. Immunkompetente Stammzellen sind verändert, der Laborparameter Ig-E (Immunglobulin im Blutserum, der anzeigt, ob eine immunologische Reaktion abläuft) ist häufig erhöht, wogegen der sekretorische Ig-A-Titer (Immunglobulin der Schleimhäute) erniedrigt ist. Außerdem ist die Monozyten- und Makrophagenfunktion reduziert und die Konzentration und Aktivität der T-Lymphozyten, vor allem der T-Suppressorzellen, verringert.
Aufgrund dieser Erkenntnisse werden in meiner Praxis im Rahmen der Neurodermitistherapie Haut- (NeyPsorin Nr. 5), Schleimhaut- (NeyFaexan Nr. 55) sowie die Thymuspräparate (Neythymun f+k Nr. 29, NeyDesib Nr. 78) eingesetzt. Bei erhöhtem Ig-E-Titer empfehle ich die zusätzliche Gegendesensibilisierung nach Theurer (Allergostop I).

Bei der immer häufiger auftretenden Kombination Neurodermitis + Asthma bronchiale, mit zusätzlicher allergischer Bindehautentzündung und Rhinitis (Schnupfen, Nasenschleimhautentzündung) sowie gelegentlicher asthmoider Beschwerdebilder stelle ich oft eine Allergie gegen Hausstaubmilben, Schimmelpilze, Katzenhaare und Vögel fest. Häufig werden jahrelang kortisonhaltige Salben aufgetragen, die nur kurzfristige Erleichterung verschaffen. Die Patienten und deren Angehörige kommen oft verzweifelt in meine Praxis.

Da es sich bei Neurodermitispatienten mit oben geschilderten Beschwerbildern um ein multifaktorielles Syndrom handelt, bietet sich die *Eckpunkttherapie nach Prof. Dr. M. W. Plog* mittels Softlaser an. Danach bestrahle ich die an den Nagelbettecken befindlichen Akupunkturpunkte erhöhter Leitfähigkeit, von denen ein Teil den klassischen Akupunkturpunkten zuzurechnen ist. Die von mir angewandten Punktkombinationen entsprechen nicht den sogenannten klassischen Lehrpunkten, sondern basieren vielmehr auf eigenen Erfahrungen. Sicher sind sie in der Zukunft weiteren Korrekturen unterworfen, aber: Wer heilt, hat recht!

Durch die ursprüngliche Eckpunkttherapie nach Prof. Plog werden nicht nur die Heilungszeiten verkürzt, sondern ich erreiche dadurch auch eine Umstimmungstherapie. Depressionen, Mißstimmungen, Antriebsarmut, Angst, Schlaflosigkeit und psychischer Dauerstreß – die generell bei dem Neurodermitispatienten vorkommen – werden gleichzeitig deutlich gebessert.

Außerdem stellt die Eckpunkttherapie für den Heilpraktiker, der sich bisher mit Akupunktur wenig oder gar nicht befaßt hat, ein sicheres Heilverfahren dar, denn sie ist einfach und ungefährlich. Um so schöner sind die Erfolge, die dem Behandler damit schon zuteil werden können.

Die Bestrahlungszeit pro Punkt beträgt 30–60 Sekunden, je nach Konstitution des Patienten.

Selten benötigt man für die Behandlung mehr als 25 Sitzungen.

Nach der 1. oder 2. Behandlung treten oft Reaktionen auf, die verschiedene Symptome zeigen, aber als Ansprechen auf den Heilreiz und der Einleitung der Gesundungsphase zu werten sind. Die Patienten beginnen bisweilen zu schwitzen, während bestrahlt wird (feuchte Hände, Stirn, Rücken oder Füße). Manchmal wird ein Organ oder Körperteil, das kurzzeitig schmerzen kann, wobei der Schmerz nach wenigen Sekunden abklingt, verstärkt durchblutet. Auch Durchfall, Erbrechen, verstärkte Schleimabsonderung, Weinen (als „Stuhlgang der Seele") und Müdigkeit können vorübergehend auftreten.

Solche Reaktionen sind von mir gewollt, und die Patienten sollten auf gar keinen Fall zu allopathischen Unterdrückungsmitteln greifen, da der Verlauf des einsetzenden Heilungsprozesses dann von mir nicht verfolgt und auch nicht entsprechend behandelt werden kann. Erfahrungsgemäß klingen die Reaktionen sehr schnell ab.

Ich nehme an, daß sich durch die Behandlung mit dem Laser der Körper entschlackt und eine antihomotoxische (gegen eine Selbstvergiftung durch Lösung von abgelagerten Giftstoffen, meist im Bindegewebe) Wirkung hervorgerufen wird. Diese setzt einen Prozeß in Gang, der im Sinne einer „regressiven Vikariation" (Prof. Reckeweg) verläuft.

Die bereits oben erwähnten vitOrgan-Präparate eignen sich hervorragend zur Unterstützung.

Nach Beendigung des Therapiezyklus heilen die Hautefloreszenzen langsam ab, neue ekzematöse Veränderungen treten nicht mehr auf.

Gleichwohl empfehle ich, nach etwa 6 Wochen einen 2., modifizierten Therapiezyklus durchzuführen, z. B. mit den Organomed-Frischextrakt-Injektionen meiner Laborgemeinschaft (vgl. meine früher veröffentlichten Erfahrungen unter dem Titel: Frischzellen-Zelltherapie – Medizin der Zukunft, ECON-Ratgeber, Düsseldorf, ISBN 3-612-20266-9).

Bei der Neurodermitis hat sich über eine Flächenbestrahlung mittels Laserdusche oder Breitflächenstrahler (z. B. Bio-Medical-System-Laser) hinaus die folgende Punktkombination aus der klassischen Akupunktur bei mir bewährt. Die Nomenklatur entspricht der von Prof. Dr. med. *Claus Schnorrenberger*.

1. Tag: Nierenbehandlung I

- Vorderseite: Diener-Gefäß (DG) 6 und 4; Milz (Mi) 6
- Rückseite: Blase (Bl) 22, 54 und Lenkergefäß (LG) 4

je Punkt zwischen 30 und 60 Sekunden.

2. Tag: Nierenbehandlung II

- Vorderseite: Niere (Ni) 16, DG 6 und 3, Mi 9
- Rückseite: Gallenblase (GB) 25

je Punkt zwischen 30 und 60 Sekunden.

3. Tag: Anregung der Nebennieren

- Vorderseite: DG 6, Mi 6
- Rückseite: Bl 23 und 47 je Punkt zwischen 30 und 60 Sekunden.

4. Tag: Thymusstimulation

- Vorderseite: Ni 27, DG 17
- Rückseite: LG 14, Bl 38, 39, 17

je Punkt zwischen 30 und 60 Sekunden.

5. Tag: Leberanregung

- Vorderseite: Magen (Ma) 15, N 21, Leber (Le) 13, 12
- Rückseite: Bl 18, 44, 23, Le 10

je Punkt zwischen 30 und 60 Sekunden.

6. Tag: Pankreasstimulation

- Vorderseite: DG 13, M 16, Le 10
- Rückseite: G 21, LG 3, 5

je Punkt zwischen 30 und 60 Sekunden.

Die Behandlungsintervalle sind je nach Reaktion der Patienten zu modifizieren und in der Regel montags, mittwochs und freitags für 3 Wochen zu wiederholen.

Herpes

Herpes simplex: Patientin, 40 Jahre, Lehrerin, 3 Wochen anderweitig behandelt mit den üblichen virustatischen Präparaten (Idoxuridin o. ä. und Lupidon), heftige stechende Schmerzen mit optisch störender massiver Bläschenbildung.
Ich bestrahlte mit dem Bio-medical-Systems-IR-Laser (904 nm) 5 Tage hintereinander mit Erfolg = Beschwerdefreiheit.
Zur Stabilisierung des Immunsystems injizierte ich Organomed-Thymus-Milz-und Placenta-Frischextrakt aus eigener Herstellung und empfahl der Patientin zur Prophylaxe die Injektionsserie (Montag, Mittwoch und Freitag) nach 6 Monaten zu wiederholen. Ferner gab ich ihr den dringenden Rat: Je früher sie zur Behandlung komme, desto schneller sei der Erfolg zu verzeichnen!
Herpes zoster: Beim Zoster dauert die Behandlung je nach Schweregrad des Befunds und des Krankheitsbilds 1–10 Tage, bei täglicher Bestrahlung.

Eine Beeinflussung bzw. Beseitigung der oft quälenden Schmerzen konnte ich in 80 % der Fälle in einem Zeitraum von 10 Minuten bis 2 Stunden nach der 1. Laserbestrahlung erreichen. Teure Arzneimittel können hier eingespart werden, da einerseits eine schnelle Schmerzfreiheit eintritt und andererseits kein Sekandärinfekt beobachtet wird. Die Hautdefekte (Läsionen) heilen ohne Narben ab. Die Laserbestrahlung hat eine so schnelle Wirkung, daß außerdem kein Patient bettlägerig zu sein braucht. Die oben durchgeführten Behandlungen, die mit in der Dosierung individuell modifizierten Organomed-Frischextrakten zusätzlicher Medikamente erfolgten, führten zu Ergebnissen, aus denen eine Bestätigung der vorausgegangenen theoretischen Überlegungen abgeleitet werden kann. Zu berücksichtigen ist, daß ich hierbei nur mit einer Wellenlänge gearbeitet habe. Aufgrund unterschiedlicher chemischer Zusammensetzung der Moleküle ergeben sich verschiedene Strukturen und somit differenzierte Eigenfrequenzen. Variationen in den Wellenlängen, evtl. durch Kombination, Reihenfolge der Applikation usw., könnten unter Umständen die Ergebnisse noch optimaler gestalten.

Eine interessante offene Frage in diesem Zusammenhang bleibt die Überlegung, ob die intrazellulären Vorgänge bei der Entstehung der Viruserkrankungen analog denen bei der Krebsentstehung ablaufen?

Nach Untersuchungen von *Ladik* und Mitarbeitern liegen beim Krebs bereits Veränderungen im Bereich der Energiestufen der Elektronen vor. Die größte Wahrscheinlichkeit zur Klärung von Fragen in den kleinsten Dimensionen bleibt wohl der Biochemie und der Biophysik vorbehalten. Insofern verweise ich auf die sehr interessanten Veröffentlichungen von *Ulrich Warnke* (z. B. in „Risiko Wohlstandsleiden" und „Der Mensch und die 3. Kraft", beide im Popular Academic Verlag, Saarbrücken, 1994 erschienen).

Gewebe

(Wunden, Nachbehandlung von Operationswunden, Transplantationen, Verbrennungen, Ulcera verschiedener Ursache, Nekrosen)

Bei sämtlichen *Wunden*, also Bindegewebsdefekten mit und ohne Sekretion bzw. Nekrosen, gilt: Entweder mit dem Flächenlaser 15 Minuten großflächig das gesamte Gebiet bestrahlen oder bei kleineren Gewebedefekten um den Wundrand herum besonders intensiv 30–60 Sekunden mit dem Punktlaser bestrahlen.

Selbstverständlich gehört zu jeder Gewebsregenerationsbehandlung die Anregung des Lymphflusses, z. B. mit Lymphomyosot, Lymphaden, Lymphadenomtropfen, PaMo-lymph-Tropfen u. a. m. Nur so ist gewährleistet, daß die durch die Lasertherapiepunkte: Le 13 und 12, Ni 16 und 27, Du 17, Bl 38, 39 und 17 gewünschte Anregung der Leberentgiftung, die Ausscheidung über die Nieren und der Abfluß durch die Blase auch zur Ausschwemmung und somit zur beschleunigten Wundheilung beitragen können.

Zwingend notwendig ist ferner die Laserung der jeweils betroffenen Lymphregionen bzw. Lymphknoten, je nach Verletzung.

Als allgemeiner Schmerzpunkt ist bei Geweberverletzungen der Bl 60 beidseitig der Sprunggelenke nicht zu vergessen. Ersatzweise kann auch der Bl 40 in der Kniekehle bestrahlt werden.

Operationswunden, z. B. nach Zahnextraktion, lassen sich mit dem Punktlaser direkt im Anschluß an die Operation sehr gut schneller schmerzfrei und schwellungsfrei bestrahlen.

Offene Geschwüre am Bein werden von mir mit der Ozon-Sauerstoff-Begasungsbeutel-Methode und jeweils unmittelbar anschließender Flächen- bzw. Punktbestrahlung mit Laser behandelt. Die Reinigung der Wunde durch die Ozonbehandlung und erst danach die Laserbestrahlung bringen m. E. schnellere Erfolge als nur das Injizieren von Ozon-Sauerstoff-Gasgemisch um die Wunde herum und dann trocknen lassen.

Aber hier ist eine massive Stoffwechselumstellung ebenso erforderlich wie die Geduld des Patienten und des Heilpraktikers. Bis ein Bein nämlich ein sog. offenes Bein wird, dauert es in der Regel mehrere Jahre der falschen Ernährung, Mangelbewegung oder falscher Erstbehandlungen.

Gefäße

(Gestörte Wundheilung zwecks Förderung von Gefäßneubildungen, ernährungsbedingte Störungen mit Ablagerungen an den Gefäßwänden und Venenklappeninsuffizienzen u. a. m.)

Durchblutungsstörungen

Der Patient litt an starken Durchblutungsstörungen des rechten Beins. Bereits in Ruhe hatte er starke Schmerzen, auch kürzere Strecken zu Fuß zurückzulegen, war völlig unmöglich. Die klinischen Untersuchungen ergaben eine arterielle Verschlußkrankheit Stadium III nach Fontaine. Die Ende 1992 erfolgte Bypassoperation brachte ein zufriedenstellendes Resultat. 1 1/2 Jahre später traten jedoch wieder dieselben Beschwerden mit gleicher Intensität auf, so daß nach eingehender Untersuchung eine erneute Operation empfohlen wurde. Da der Patient sich aus persönlichen Gründen keinen weiteren Krankenhausaufenthalt mehr zumuten wollte, wandte er sich an mich.
Nach nur 4wöchiger Eckpunkt-Laser-Therapie sämtlicher Hand- und Fußpunkte (siehe Anhang mit schematischer Darstellung) und der lokalen Behandlung mit Neydin-F-Salbe sowie der Organomed-Revitalisierungskur (7 Thymus, 3 Milz, 2 Mesenchym, 3 Placenta) mit insgesamt 15 Spritzen über 3 Wochen verteilt sowie einer Ernährungsumstellung (Säure-Basen-Haushalt) konnte ich ihm wieder zu schmerzfreiem Laufen verhelfen. Jede Woche verabreichte ich ihm 5 Spritzen, verteilt auf 3 Tage mit jeweils 1 Zwischentag ohne Injektion.
Als Folge unserer Konsumgesellschaft haben typische Wohlstandserkrankungen und darunter vor allem Durchblutungsstörungen größte Bedeutung erlangt. Pro Jahr werden in Deutschland aufgrund von peripheren Durchblutungsstörungen 20.000 Amputationen vorgenommen. Bewegungsarmut, falsche Ernährung, Übergewicht, Nikotinmißbrauch, Fettstoffwechselstörungen, Diabetes mellitus und Hypertonie sind Hauptrisikofaktoren für die Ausbildung von Durchblutungsstörungen und an deren Entstehung ursächlich beteiligt.
Die Durchblutungsstörungen werden in arterielle, venöse, akute und chronische Formen unterschieden. Akute Arterienverschlüsse sind meist Folge von Embolien, akute Venenverschlüsse von Thrombosen. Die Venen-

thrombosen unterscheidet man je nach Ursache des entstandenen Thrombus. Entsteht dieser aufgrund einer Entzündung der Gefäßwand, so liegt eine *Thrombophlebitis* vor, ansonsten bezeichnet man das Erkrankungsbild als *Phlebothrombose*. Es können sowohl oberflächliche als auch tiefe Venen betroffen sein. Venenthrombosen entwickeln sich fast ausschließlich in den unteren Extremitäten und den Beckenvenen.

90 % der chronischen Arterienverschlüsse werden durch arteriosklerotische Wandveränderungen verursacht. Diese verschließende (sog. obliterierende) Arteriosklerose ist gekennzeichnet durch Gefäßwandverhärtungen, Elastizitätsverlust und Lumeneinengung.

Männer sind etwa 4mal häufiger betroffen als Frauen, das Häufigkeitsmaximum liegt in der 2. Hälfte des 6. Lebensjahrzehnts. Bei Frauen, die bis zum Eintritt ins Klimakterium einen hormonellen Schutz gegenüber der Arteriosklerose genießen, steigt die Erkrankungskurve erst nach der Menopause deutlich an und erreicht ihr Maximum Mitte des 7. Lebensjahrzehnts.

Unter dem Oberbegriff *chronisch venöse Insuffizienz* wird das postthrombotische Syndrom sowie der variköse Symptomenkomplex zusammengefaßt. Das postthrombotische Syndrom entsteht aufgrund einer nicht bzw. unvollständig rekanalisierten Thrombose.

85 % der Patienten, die an einer tiefen Beinvenenthrombose erkranken, entwickeln aufgrund von Abflußbehinderung ein postthrombotisches Syndrom. Infolge der Klappeninsuffizienz der überdehnten Venae communicantes (Verbindung zwischen oberflächlichem und tiefem Beinvenennetz) wird das Blut in die oberflächlichen Venen gedrückt, die auf Dauer der Druckbelastung nachgeben und dilatieren (sich erweitern). Varizen (Krampfadern) sind die Folge (sekundäre Varizen). Zusammen mit Stauungsödemen und Hautveränderungen sind sie typische Zeichen des postthrombotischen Syndroms.

Kennzeichnend für den varikösen Symptomenkomplex ist die Ausbildung primärer Varizen und deren Folgezustände. Primäre Varizen werden auf der Basis einer Bindegewebsschwäche durch mechanische und hormonelle Einflüsse hervorgerufen. Das Bindegewebe kann den Venen nicht ausreichend Widerstand entgegensetzen, es kommt zur Aussackung der Gefäße.

Die variköse Dilatation (Erweiterung) der oberflächlichen Venen wird über ihre kosmetische Bedeutung (Besenreiser) hinaus zur Krankheit, wenn der Rücktransport des Blutes über das tiefe Venensystem infolge einer Klappeninsuffizienz (Leistungsstörung bzw. Ausfall zum Blutrücktransport verantwortlicher Venenklappen) nicht mehr voll gewährleistet ist. In diesem Fall wird das Blut durch die Sog- und Druckwirkung der Muskelpumpe in die leistungsgeschwächten oberflächlichen Venen zurückgepumpt. Durch Zunahme des peripheren Venendrucks entstehen Ödeme (Wasseransammlungen) und Hautveränderungen, von Medizinern als postthrombotisches Syndrom bezeichnet.

Chronisch venöse und arterielle Durchblutungsstörungen der Extremitäten sind auch durch biomolekulare vitOrgan-Präparate sehr gut zu beeinflussen. Die Therapie richtet sich nach dem Stadium der Erkrankung, und dies ist nur in der Praxis beurteilbar.

Da Ernährungsgewohnheiten, Bewegungsmangel, Nikotinmißbrauch und starke Streßbelastung eine erhebliche Rolle bei Gefäßschäden spielen, sind nur individuelle Punktkombinationen sinnvoll.

Generell wird bei der Laserakupunktur Blase (Bl) 54 links und rechts (in der Mitte der Kniekehle) sowie Bl 62 links und rechts (2 Querfinger unterhalb des äußeren Knöchels) und Magen (Ma) 36 links und rechts (an der Beinvorderseite, 3 Querfinger unterhalb des Knies in der Mitte auf dem Schienbein) behandelt.

Zur Unterstützung des Stoffwechselgeschehens sollte auch der SJ 10 (Sanjiao, Dreifacherwärmer) links und rechts therapiert werden (liegt in einer kleinen Grube, die man bei gebeugtem Ellenbogengelenk an der Außenseite des Arms findet).

Auch sollte der Ausschwemmungspunkt Niere (Ni) 3 links und rechts (1 Querfinger vom inneren Knöchel nach außen, etwa in der Mitte zwischen Achillessehne und äußerer Knöchelspitze) nicht fehlen.

Bestrahlungszeit je Punkt etwa 30 Sekunden.

Entzündungen

Mit starken Schmerzen und Schwellungen im Bereich von Knie-, Fuß- und Zehengelenken stellte sich der Patient in einer rheumatologischen Spezialklinik vor. Nach eingehenden klinischen und röntgenologischen Untersuchungen wurde im Rahmen eines 4wöchigen stationären Aufenthalts eine Entfernung der Innenhäute beider Kniegelenke (Synovektomie) durchgeführt. In dieser Zeit traten erstmals arthritische Beschwerden in den Fingergelenken auf. Daraufhin rieten die Rheumatologen zu einer chemischen Synovektomie einzelner Gelenke im Bereich der Füße und

Anwendungsgebiete in der Humanmedizin

Hände, die nach weiteren 6 Wochen Rekonvaleszenzzeit durchgeführt werden sollte. Nach der Entlassung aus dem Krankenhaus wurden die Beschwerden so stark, daß der Patient sich nur noch mit Gehhilfen fortbewegen konnte. Starke Schwellungen der Füße machten das Tragen von Schuhen unmöglich. Die Finger waren ebenfalls angeschwollen und in ihrer Funktion so stark eingeschränkt, daß der Patient auf die ständige Hilfe seiner Ehefrau angewiesen war. Zur Beherrschung der Schmerzen wurden nichtsteroidale (kortisonfreie) Antirheumatika eingesetzt.

Aufgrund der Empfehlung eines mit gutem Erfolg behandelten PCP-Patienten (eines an primär chronischer Polyarthritis Leidenden) wandte sich der Patient an mich.

Nach ausführlich erörtertem Therapieplan (vitOrgan-Präparate in Kombination mit Organomed-Frischextrakten und Laserbestrahlungen) erfolgte die Behandlung über 10 Wochen. Es wurden beispielsweise die haut- und gelenkspezifischen Präparate NeyArthros, NeyChondrin und NeyPsorin eingesetzt, gleichzeitig kamen die immunmodulierenden, d. h. die körpereigene Abwehr stützenden und stärkenden Mischinjektionen sowie die Laser-Eckpunkt-Therapie und die folgenden Punktkombinationen zur Anwendung:

Bl 11 (3 Querfinger links und rechts neben dem Dornfortsatz des 1. Brustwirbels), Hauptpunkt aller Gelenk- und Knochenerkrankungen.
Bl 54 (in der Mitte der Kniekehle)
Bl 60 (zwischen Außenknöchel und Achillessehne)
Gb 30 (auf dem vorspringenden Punkt des Trochanter major)
Gb 37 (2 Handbreiten über dem Außenknöchel vor dem Wadenbein [Fibula])
Le 2 (Zwischenhaut zwischen der 1. und 2. Zehe)
Ni 26 (im 2. Rippenzwischenraum 1 Querfinger neben dem Brustbein)
Ni 27 (im 1. Rippenzwischenraum 1 Querfinger neben dem Brustbein)
Ren 4 (2 QF oberhalb der Verbindungslinie der Brust von der 1. Rippe zum Nabel)

Die entzündlichen Erkrankungen des rheumatischen Formenkreises gehören in die Gruppe der Autoimmunerkrankungen. Das Immunsystem kann nicht mehr zwischen körpereigen und körperfremd unterscheiden und richtet sich auch gegen körpereigene Strukturen.

Die rheumatischen Krankheitsbilder sind jedoch weniger durch organspezifische Auto-Antikörper charakterisiert, wie man sie z. B. von typischen Autoimmunerkrankungen wie der Myasthenia gravis (Muskelschwäche) oder dem Typ-I-Diabetes kennt, statt dessen treten systemisch wirksame Auto-Antikörper auf. D. h., es handelt sich um Systemerkrankungen, die sich jedoch in der Anfangsphase fast ausschließlich an den Gelenken manifestieren. Hier kommt es durch chronische, sich selbst unterhaltende Entzündungsreaktionen zur Zerstörung der Knorpelgrundsubstanz bei gleichzeitiger Hemmung der knorpelbildenden Zellen (Chondrozyten).

In Abhängigkeit von der Dauer der Erkrankung greift die Entzündung auch auf benachbarte Strukturen über, Knochennekrosen (umschriebener Untergang von Knochengewebe infolge örtlicher Stoffwechselstörung) und Sehnenrisse sind die Folge.

Mechanismen, die zu einer Störung der Toleranz gegen körpereigenes Material führen und damit das Erkennen von Autoimmunerkrankungen bewirken, sind im Rahmen von Virusinfektionen zu beobachten. Hier etabliert sich das Phänomen der Autoimmunität jedoch nur zeitlich begrenzt. Für den Übergang zu einer dauerhaften autoaggressiven Reaktion mit Erkennbarwerden einer Erkrankung wie der primär chronischen Polyarthritis (pcP) werden unter anderem auch genetische Faktoren diskutiert.

Neben der Veranlagung, Autoantikörper zu bilden, zeigen sich auch auf immunologischer Ebene weitere Defekte. Besondere Bedeutung muß hier einer gestörten T-/B-Zell-Kooperation beigemessen werden. Ursache ist ein bestehender T-Suppressorzell-Defekt. Der hemmende Einfluß der T-Suppressorzellen auf die ablaufenden Immunreaktionen und damit auf die gewebsschädigenden Mechanismen entfällt, die Entzündung chronifiziert.

Aufgrund des dargestellten immunologischen Hintergrunds der entzündlichen rheumatischen Erkrankungen kommen im Rahmen einer Punktlasertherapie sowie einer immunmodulierenden vitOrgan-Therapie (Neythymun, NeyDesib und NeyNormin) auch die Organpräparate Milz-Pankreas-Placenta-Frischextrakt der Organomed-Zellpräparate zum Einsatz. Das Landessozialgericht Niedersachsen urteilte: „Thymus ist bei Rheuma wertvoller als Gold".

Der Fall: Der Kläger – ein an primär chronischer Polyarthritis Erkrankter – ist bei der Beklagten krankenversichert. Nach zweimaliger intensiver, aber erfolgreicher Basistherapie mit Gold erhielt er auf Anraten der behandelnden Ärzte eine Therapie mit Thymusextrakten. Unter dieser Behandlung besserte sich der entzündliche autoaggressive Prozeß, die Kasse verweigerte jedoch die Kostenübernahme. Das Urteil: Das Landessozialgericht Niedersachsen verurteilte die Beklagte zur Kostenübernahme der Thymustherapie.

Begründung: Aufgrund der zu diesem Naturheilverfahren vorliegenden medizinischen Erkenntnisse darf man von einer mehr als nur geringen Erfolgsaussicht ausgehen. Im Falle des Klägers sah das Gericht den Behandlungserfolg bestätigt. Es zog den Schluß, daß es in Fällen wie diesem rechtlich nicht darauf ankomme, daß der therapeutische Nutzen einer Thymusapplikation nicht (allgemein) ausreichend gesichert sei. Weil die Behandlung geholfen habe, müsse die Kasse das Mittel auch bezahlen – obwohl es nach wie vor „nicht kassenüblich" sei.

Neuere Erkenntnisse zur Entstehung und Entwicklung eines krankhaften Geschehens, z. B. rheumatischer Erkrankungen, führen zur Entwicklung immer neuerer Labortests, für die jedoch nur bei einem kleinen Teil von Rheumaformen eine diagnostische Bedeutung besteht. Nach wie vor stehen Anamnese (Krankenentstehungsgeschichte) und klinische Untersuchung im Vordergrund. Erst nach Erstellen einer Verdachtsdiagnose sollten Labortests zur Bestätigung, Differentialdiagnose und später zur Therapiekontrolle herangezogen werden.

Wesentliche Besserungen der Beschwerden durch Laseranwendungen treten insbesondere auf bei:
- morgendlicher Steifigkeit
- Bewegungs- oder Druckschmerz mindestens eines Gelenks
- Weichteilschwellung und/oder Erguß (nicht nur Knochenverdickung) in mindestens einem Gelenk
- Schwellung mindestens eines weiteren Gelenks
- beidseitig symmetrischer Gelenkschwellung, Finger- und Zehengrundgelenke sowie Fingermittelgelenke nicht absolut symmetrisch, Fingerendgelenke sind nicht betroffen
- Rheumaknoten
- typischem Röntgenbefund gelenknaher Osteoporose
- positivem Rheumafaktortest

Blutbildungsstörungen

Nach schulmedizinischen Grundsätzen setzt der Arzt dort ein, wo die größten organischen Funktionsmängel sowohl bei der konstitutionell als auch der traumatisch bedingten Blutbildungsstörung auftreten.
Fall: Eine 55jährige Kauffrau (Einzelhandel) klagt über chronische Mü-

digkeit und allgemeine Schwäche in den Beinen. Das lange Stehen im Geschäft, das Einräumen von frischer Ware und dann stundenlanges Sitzen bei der Abrechnung lassen ihr die Tage immer schwerer und länger erscheinen. Außer einer Aushilfskraft ist sie als Witwe auf sich selbst in ihrem kleinen Kiosk angewiesen.

Die Altersheilkunde (Geriatrie) gilt heute als eigenständiges Fachgebiet im Rahmen der medizinischen Fachdisziplinen. Beleuchtet man jedoch die Geriatrie kritisch, so wird man feststellen, daß hier auch diagnostische und therapeutische Leitgedanken aus vielen anderen Fachgebieten vertreten sind, nur eben in verschiedener Ausprägung. Die Geriatrie wurde nicht zu Unrecht sehr lange den Gebieten der Allgemeinmedizin und inneren Medizin zugeordnet.

In der Geriatrie ist von einem wesentlichen Grundgedanken auszugehen: In fast allen Organbereichen finden sich teilweise vorzeitige Alterungs- und Abbauprozesse, die durch Krankheit, übermäßige Belastung des Organismus (wie im obigen Fall) sowie durch jahrzehntelangen Mißbrauch von Genußmitteln und/oder Medikamenten erheblich beschleunigt und fortgeschritten sein können. Viele Kraftreserven von verschiedenen Organen und Organellen sind fast vollständig erschöpft.

Die Laserpunktbestrahlung bietet einen hervorragenden Ansatzpunkt, erschlaffte Organsysteme wieder zu mobilisieren. Sicherlich sind durch noch so geschickte Punktmodifikationen Zellverluste nicht wieder aufbaubar, aber ist es nicht schon ein großes Stück Lebensqualität, sich wieder leistungsfähiger zu fühlen, aufgrund Laserakupunktur und Organomed-Frischextrakt-Spritzen?

Hier einzelne Akupunkturpunkte aufzuzählen, erscheint mir müßig, da sämtliche die zentralen Organe versorgenden Meridiane anzuregen sind. Im einzelnen: Herz-, Leber-, Nierenmeridian, Konzeptionsgefäß sowie Milz- und Bauchspeicheldrüsenmeridian als wesentliche Auf- und Abbauproduktsysteme.

Knochen und Gelenke

Osteoporose

Die heute 75jährige Patientin wurde im Juli 1988 mit unerträglichen

Rückenschmerzen in ein Krankenhaus eingewiesen, die Untersuchung ergab eine spontane Wirbelfraktur infolge schwerer Osteoporose. Die Diagnose wurde durch Untersuchung eines Knochensplitters aus der Hüfte histologisch bestätigt. Trotz intensiver konservativer Behandlung brach sich die Patientin im folgenden Jahr 7 weitere Wirbel, es wurden immer wieder Krankenhausaufenthalte notwendig. 11 Monate nach der Erstdiagnose wurde sie als Pflegefall aus der stationären Behandlung entlassen. Daraufhin begann ich eine Therapie mit vitOrgan-Präparaten und der Eckpunkt-Laser-Therapie, mit dem Bio-medical-Sport-IR-Laser.

Damit ein optimaler Erfolg erzielt werden kann, sind folgende Voraussetzungen bei der Laserbehandlung zu beachten:
- Die Therapie muß immer auf der nackten Haut erfolgen.
- Vor Beginn der Lasertherapie ist die Haut von Verbänden und Salben zu reinigen.
- Die Lasersonde sollte so nahe wie möglich an der Haut geführt werden.
- Durch die hohe Schmerzreduzierung ist der Therapieplan nicht abzubrechen.
- Die Behandlungen erfolgen direkt auf den Schmerzpunkten in kreisender Form, in der Größe eines Fünfpfennigstücks, mit einer Dauer von etwa 2 Minuten.
- Für Laser-Flächentherapie benötigt man je nach Fläche eine längere Zeit, jedoch nicht über 15 Minuten.

Bei der Behandlung des Stütz- und Bewegungsapparats ist darauf zu achten, daß der Patient so gelagert wird, daß mit der Therapiesonde im 90-Grad-Winkel zum Gelenkspart therapiert werden kann. Bei chronisch degenerativen Prozessen 2- bis 3mal pro Woche.

Grundsätzliches zur Osteoporose

Die Knochenmasse nimmt in den ersten zwei Lebensjahrzehnten zu, bleibt zwischen dem 20. und 30. Lebensjahr konstant, um dann kontinuierlich abzunehmen. Dies ist ein physiologischer Vorgang, der keinesfalls zwangsläufig zu Osteoporose, also pathologischem Knochenschwund, führen muß.

Wurde jedoch bis zum 20. Lebensjahr zu wenig Knochenmasse aufgebaut, so kann im Rahmen des natürlichen Alterungsprozesses die Knochenmasse unter den kritischen Bereich sinken. Der Patient leidet an einer *Alters-Osteoporose*, auch als Typ-II-Osteoporose bezeichnet. Typischerweise sind Männer und Frauen fast gleichmäßig betroffen und die Patienten älter als 70 Jahre.

Demgegenüber steht die Typ-I-Osteoporose oder *Postmenopausen-Osteoporose*. Hiervon sind praktisch nur Frauen betroffen, die Patientinnen sind in der Regel zwischen 50 und 70 Jahre alt. Die Phase des verstärkten Knochenmasseverlusts hält etwa 5 Jahre an, danach normalisiert sich der Verlust wieder.

Neben den Postmenopausen- und Alters-Osteoporosen gibt es noch die Gruppe der *sekundären Osteoporosen*. Diese werden durch bestimmte Krankheiten (wie z. B. Magen-Darm-Erkrankungen mit Resorptionsstörungen, bösartige Erkrankungen, endokrine Störungen) oder durch bestimmte Therapieverfahren (Kortikosteroide, Heparin, Schilddrüsenhormone) verursacht. Neben der Osteoporosetherapie muß hier ursachenspezifisch behandelt werden.

Wie wird Knochenauf- und -abbau physiologisch gesteuert?

Die Knochenbildung erfolgt durch die Osteoblasten. Diese synthetisieren Typ-I-Kollagen und Proteoglykane, durch Mineralisation kommt es dann zur Verkalkung und zur Knochenentstehung. Auch der Knochen unterliegt einem ständigen Auf- und Abbau, der Abbau wird durch die Gegenspieler der Osteoblasten, die Osteoklasten, gewährleistet.

Neben seiner Stützfunktion hat der Knochen auch wesentliche Funktionen im Mineralstoffhaushalt, er dient als Kalzium- und Phosphatspeicher und ist entscheidend an der Regulation der Kalziumkonzentration im Blut beteiligt.

Die Regulation dieses Systems erfolgt vor allem über *Kalzitonin* und seinen Gegenspieler *Parathormon*, aber auch die Östrogene und Androgene sind beteiligt. Das Schilddrüsenhormon Kalzitonin hemmt die Osteoklasten, aktiviert die Osteoblasten und senkt den Kalziumspiegel im Serum durch Einbau in den Knochen. Das von der Nebenschilddrüse gebildete Parathormon wirkt entgegengesetzt: Es aktiviert die Osteoklasten und erhöht damit die Kalziumkonzentration im Serum. Zusätzlich wird die Kalziumrückaufnahme über die Nieren gefördert, und durch das Herstellen von Vitamin D_3 wird außerdem die Kalziumaufnahme über den Darm aktiviert.

Östrogene und Androgene aktivieren ebenfalls Osteoblasten, erhöhen die Kalziumkonzentration und hemmen die Wirkung des Parathormons auf die Osteoklasten.

Damit wird klar, welch einschneidende Folgen das Erlöschen der Östrogenproduktion für die Frau hat, der Knochenversorgungsplan wird deutlich in Richtung Knochenabbau verschoben.

Anwendungsgebiete in der Humanmedizin

Welche Mechanismen liegen der Osteoporose-Entstehung zugrunde?

Im Alter sinkt die Kalzitoninbildung (Hormonausschüttung) in den C-Zellen der Schilddrüse, was zu einem vermehrten Kalziumausstrom aus den Knochen führt. Das aus den Knochen ausströmende Kalzium senkt die Parathormonsekretion aus den Nebenschilddrüsen. Der erniedrigte Parathormonspiegel führt einerseits zu einer verringerten Kalziumrückresorption in den Nieren, andererseits zu einer geringeren Stimulation der Vitamin-D_3-Synthese. Die Folge hiervon ist eine verminderte aktive Kalziumabsorption aus dem Dünndarm. Zur Aufrechterhaltung des Kalziumgleichgewichts im Serum muß somit erneut Kalzium aus dem Knochen freigesetzt werden, was letztendlich zur Osteoporose führt.

Zusätzlich kommt bei der Frau mit Eintritt ins Klimakterium eine verringerte Östrogenbildung bis hin zur vollständigen Einstellung der Produktion zum Tragen. Bei sinkendem Östrogenspiegel kommt es zu einem relativen Überwiegen der Parathormonwirkung am Knochen, was zu einem vermehrten Kalziumausstrom aus dem Knochen führt. Der weitere Verlauf entspricht den Mechanismen der Alters-Osteoporose. Außerdem entfällt der aktivierende Einfluß der Östrogene auf die Osteoblasten und auf die Kalziumfreisetzung aus der Schilddrüse. Die verringerte Vitamin-D_3-Synthese in den Nieren manifestiert sich zusätzlich in einer erniedrigten Kalziumabsorption aus dem Dünndann.

Zur Therapie

Neben der Laserbehandlung der Schmerzstellen und ganzer Bewegungsapparate werden die die Knochen- und Knorpelbildung beeinflussenden Präparate eingesetzt, z. B. NeyArthros, NeyChondrin und Periost (periostale Knochenbildung), vor allem die Präparate Glandula thyreoidea (Nr. 30) zur Aktivierung der Kalzitoninsekretion aus den C-Zellen der Schilddrüse sowie Glandula parathyreoidea (Nr. 25).

Im Falle einer postmenopausalen Osteoporose kommt zusätzlich zu den genannten Präparaten NeySplen (Nr. 8) zur Aktivierung der körpereigenen Östrogensynthese zum Einsatz.

Weiteres aus der Praxis

- Ich schaue mir meine Patienten in angezogenem Zustand an. Aufgrund der Stauchung des Oberkörpers verschwindet die Taille, Röcke und Hosen sitzen optisch höher.

- Ich schaue mir die Patienten in ausgezogenem Zustand an. Infolge schleichender Wirbelkörperverformung und daraus resultierender Rumpfverkürzung wird besonders die Haut am Rücken gestaucht. Sie wirft Falten von der Mitte der Brustwirbelsäule, seitlich abwärts zur Taille ziehend (Tannenbaumphänomen). Neben der Entwicklung eines Rundrückens kommt es zur Vorwölbung des Leibes.
- Bei älteren Menschen sollte vor allem eine Stärkung der Rumpfmuskulatur angestrebt werden, dadurch wird sowohl die Motorik als auch das „Körpergefühl" verbessert. Durch Verringerung der Fallneigung wird die Sturzgefahr und damit die Frakturrate gesenkt.
- Osteoporoseprophylaxe und Therapie durch ausreichende Kalziumversorgung. Tagesbedarf: Jugendliche 0,8–1,0 g, ältere Menschen 1,0–1,5 g (z. B. Calcimagon-Lutschtabletten, keine Brausetabletten, da diese zu schnell wieder ausgeschieden werden).
- Siehe ausführlicher das Kapitel: „Nahrung sei Deine Medizin".
- Eine Kurzübersicht der Milchprodukte, die besonders reich an Kalzium sind, jeweils bezogen auf mg Kalzium/100g:

Kuhmilch	120
Schafmilch	183
Dickmilch	120
Joghurt	110
Kefir	120
Speisequark	90
Doppelrahmfrischkäse	78
Chester	810
Emmentaler	1020
Parmesan	1290
Edamer	678
Tilsiter	858
Edelpilzkäse	528
Camembert	500
Harzer	125

Rückenschmerzen

Grundsätzliches

In den westlichen Industrienationen grassiert die Volksseuche Rückenschmerzen. Jeder Dritte leidet an immer wiederkehrenden (rezidivierenden) oder sogar chronischen Rückenbeschwerden, 80 % leiden mindestens einmal in ihrem Leben darunter.

Ursache der Misere ist unsere aus „Wirbelsäulensicht" unphysiologische aufrechte Haltung, die zu einem vorzeitigen Verschleiß der funktionalen Elemente führt. Risikofaktoren der modernen Zivilisation (Bewegungsmangel, einseitige Belastungen, Fehlernährung und Übergewicht) verstärken die Problematik.

Die häufigste Ursache des Kreuzschmerzes sind Verschleißerscheinungen der Wirbelsäule. Degenerative Veränderungen der Bandscheiben, Wirbelgelenke und Bandstrukturen treten hauptsächlich im Lendenwirbelsäulenbereich auf, der vor allem tragende Fuktion hat. Dazu kommen funktionelle Fehlbelastungen der Muskulatur und Störungen der Wirbelsäulenstatik durch Fehlhaltungen. Weitere Ursachen für Rückenschmerzen sind Fehlbildungen der Wirbelsäule, Folgezustände nach Verletzungen, Osteopathien (z. B. Osteoporose, Osteomalazie) und entzündliche Prozesse, wie z. B. beim Morbus Bechterew.

Häufig manifestieren sich auch seelische Probleme in Form von Rückenschmerzen.

Aus der Entstehung und Entwicklung krankhafter Zustände im Unterschied zur Ursache hat es sich bewährt, vier verschiedene Arten von Kreuzschmerzen zu unterscheiden:

- Organschmerz
- Wurzelschmerz (sog. radikulärer Schmerz)
- Pseudowurzelschmerz (pseudo-radikulärer)
- Ermüdungsschmerz

Der **Organschmerz** ist ein tiefer, bohrender oder dumpf umschriebener Knochenschmerz, der meist auf Veränderungen des Wirbelkörpers selbst beruht. Häufig findet sich ein scharf lokalisierter Druck- und Klopfschmerz des betroffenen Wirbelkörpers mit reflektorischer Verspannung der darüberliegenden Muskulatur.

Charakteristisch für den **radikulären Schmerz** ist seine Projektion in die Peripherie, d. h. in die Beine. Der Patient klagt über ziehende oder elektrisierende Schmerzen, die durch Husten, Niesen oder Pressen verstärkt werden und mit Kribbeln, Pelzigkeit oder Ameisenlaufen einhergehen. Oft besteht eine schmerzbedingte skoliotische Fehlhaltung (seitliche Krümmung der Körperachse). Meist ist ein Bandscheibenvorfall oder eine Bandscheibenvorwölbung die Ursache. Störungen der Sensibilität, der Motorik und des Reflexverhaltens können vorhanden sein, und – da sie auf der Haut erkennbar sind – können Rückschlüsse auf die betroffene Nervenwurzel gezogen werden.

Der **pseudo-radikuläre Schmerz** wird oft mit dem radikulären Schmerz verwechselt, er ist jedoch wesentlich häufiger und harmlos. Meist ist er durch eine Lumbosakralarthrose (Arthrose der Längsachsen des 5. Lenden- und 1. Kreuzbeinwirbels) bedingt. Die Schmerzen strahlen über das Gesäß zur Oberschenkelrückseite bis zum Kniegelenk, mitunter auch bis zum Fuß hin aus. Oft finde ich Empfindlichkeitsstörungen, die allerdings nicht hautbezogen sind. Normalerweise sind keine Reflexdifferenzen und keine Lähmungen vorhanden.

Der **Ermüdungsschmerz** ist bei weitem der häufigste Kreuzschmerz. Er beruht meist auf degenerativen Veränderungen oder statischen Überlastungen und ist die Folge einer Leistungsschwäche der Rumpfmuskulatur. Die Patienten klagen vor allem über diffuse, dumpfe bis stechende, belastungsabhängige Kreuzschmerzen, die durch Bücken, Heben oder Drehen akut ausgelöst werden können. Sie haben das Bedürfrüs, sich hinzusetzen, um die Wirbelsäule abzustützen und zu entlasten, oder sich nach längerem Stehen oder Sitzen zu bewegen und die verspannte Muskulatur zu dehnen. Es werden tiefsitzende Kreuzschmerzen besonders im Ursprungsbereich der Rückenstrecker angegeben. Die Beschwerden lassen oft im Liegen nach, längeres Liegen jedoch verstärkt die Schmerzen. Der Ermüdungsschmerz ist ein häufig gefundenes Symptom der verschiedensten, meist degenerativ bedingten Wirbelsäulenleiden.

> Rückenschmerzen unterschiedlicher Ursache lassen sich durch eine gezielte Laserbehandlung, und zwar in die Schmerzpunkte und seitlich entlang der Wirbelsäule in dem betreffendem Segment schnell nachhaltig beeinflussen.

Ein bewährter Behandlungszyklus von 10 Injektionen, z. B. NeyChondrin (Nr. 68), 1 OP Dil. Nr. 68 und 1 Sonderpackung Dil. Nr. 68, Stärke 111, im Bereich der betroffenen Wirbelsäulenabschnitte haben sich ebenso bewährt wie die Organomed-Frischextrakte Placenta, Mesenchym, THX und Milz aus eigener Herstellung.

Fallbeschreibung

Die 48jährige Patientin stellte sich im Mai 1990 mit starken Schmerzen im Lendenwirbelsäulenbereich bei mir vor. Seit 3 Jahren litt sie an diesen therapieresistenten Beschwerden, was sie in ihrem Beruf als Geschäftsstellenleiterin stark beeinträchtigte. Medikamentöse Behandlungen und physikalische Therapiemaßnahmen waren gänzlich ohne Erfolg geblieben, so daß eine Überweisung zu mir erfolgte.

Die Eingangsuntersuchung ergab einen guten Allgemeinzustand bei bestehendem Übergewicht, die Laborwerte waren normal. Die Behandlung erfolgte durch 3mal wöchentliche Laserbehandlung entlang der Wirbelsäule (paravertrebral), und zwar mit dem Bio-medical-Sport-IR-Therapie-Laser, je 30 Sekunden, mit 100 % Leistungseinstellung.
Ferner verabreichte ich der Patientin paravertebrale Quaddelungen mit NeyChondrin sowie Neurotrat forte 3ml intramuskulär, letztere Injektionen insgesamt 6 Stück.
Ab dem 5. Behandlungstermin wurden die Beschwerden schon als leicht eingestuft, die Schmerzreduzierung lag nach 12 Injektionen bei 90 %.
Zeitgleich hat die Patientin eine Ernährungsumstellung und eine von mir empfohlene Nahrungsergänzung zu sich genommen (Alen, siehe Kapitel „Nahrung sei Deine Medizin") und wieder etwa Normalgewicht, so daß auch eine mechanische Überlastung nunmehr erheblich gemindert ist.

Im Mittelpunkt meiner Erstdiagnostik bei Rückenschmerzen steht eine sorgfältige Anamnese, Schmerzanalyse und klinische Untersuchung:
- Anamnese
  - Dauer der Schmerzen
  - Umstände des Schmerzeintritts (spontan, akut, nach Trauma, Vorerkrankungen bekannt)
  - Schmerzverlauf (akut, episodisch, intermittierend, chronisch)
- Schmerzanalyse
  - Lokalisation (umschrieben, diffus, wechselnd, nicht lokalisierbar)
  - Ausstrahlung
  - Intensität
  - zeitliche Charakteristika (Ruhe und Nachtschmerz, z. B. bei entzündlichen Spondylitiden, Tumoren und Osteoporose, Anlaufschmerz bei Arthrose und Besserung durch Bewegung bei Bänderschmerz)
  - schmerzmodulierende Faktoren (Kälte, Wärme, Gehen, Stehen, wechselnde oder monotone Haltung, Schmerzen beim Rückwärtsbeugen weisen eher auf einen gelenkbedingten Facettenschmerz hin, Schmerzen beim Vorbeugen auf einen Bandscheibenschaden)
- Zusatzbeschwerden
  - Allgemeinsymptome (Gewichtsverlust, Krankheitsgefühl)
  - Beschwerden von seiten der Thorax- oder Abdominalorgane, des Urogenital- oder Nervensystems sowie des Bewegungsapparats
- Klinische Untersuchungen
  - Inspektion der Wirbelsäule (Haltung, Schwellungen, Skoliose [seitliche Krümmung der Körperachse], Gibbus [Spitzbuckel])

– Palpation (Haut, Muskulatur, Faszien, Schmerzpunkte, Tonus- und Konsistenzveränderungen)
– Perkussion und Stauchung der Wirbelsäule
– Funktionsprüfung der Wirbelsäule
– neurologische Untersuchung (grobe Kraft, Lähmungen, Kniescheiben- und Achillessehnenreflexe, Sensibilität)

In manchen Fällen muß ich hier die Diagnose „unspezifische Rückenschmerzen" stellen, da die krankheitsverursachende Zuordnung nicht gelingt. Eine weitere, die Therapie verteuernde Diagnostik ist trotzdem nicht erforderlich, ich leite dann die Laserbehandlung und Injektionstherapie ein und gelange gleichwohl zu sehr guten Ergebnissen!

Erfahrungen bei Rückenschmerzen verschiedener Ursachen

Ich schaue mir die Patienten in entkleidetem Zustand von hinten und von der Seite an. Darmbeinkämme müssen in gleicher Höhe liegen, die Dornfortsätze senkrecht verlaufen, ein an den äußeren Hinterhaupthöckern angelegtes Lot soll durch die Gesäßfurche gehen. Stauchungen der Haut am Rücken (Tannenbaumphänomen) und Ausbildung eines Rundrückens geben mir Hinweise auf eine Osteoporose.

Die günstigste Lagerung bei Rückenschmerzen ist diejenige, die am wenigsten Beschwerden bereitet – die generelle Positionierung im Stufenbett (z. B. von der Fa. Hahn in Nachrodt) ist obsolet.

80 % der Patienten mit akuten Kreuzschmerzen profitieren von Wärmeanwendungen. Die von der Fa. Medizintechnik Ingrid Mohr, Rheingauer Str. 47 in D-65375 Oestrich-Winkel, vertriebenen MAGNOFLEX-Rückenbandage, -Kniebandage, -Armbandage, -Stirnbandage und MAGNOFLEX-forte finden bei meinen Patienten nicht nur wegen der wärmenden Begleiterscheinung einen guten Anklang, sondern, weil sie über die Wärme hinaus noch mit einem sogenannten statischen Dauermagneten bestückt sind, der eine kontinuierliche Magnetfeldbestrahlung gewährleistet.

Nur wenn entzündliche Prozesse im Vordergrund stehen, ist Kältebehandlung angezeigt, z. B. Eisbeutel permanent über die betroffenen Rückenpartien bewegen.

Durch konsequente Rückenschulung kann das Rückfallrisiko (Rezidiv) auf ein Minimum reduziert werden. Haltungsfehler und muskuläre Dysbalancen werden ausgeglichen.

Schulter-Arm-Syndrom *(Periarthritis humero scapularis)*

Rund 50 Krankengymnastikstunden hatte die 55jährige Kauffrau (Hobby Tennisspielen) hinter sich, als sie zu mir in die Praxis kam. Die bisherige Standardtherapie mit Tabletten (Ibuprofen 600 mg 3mal täglich) sowie die Steroidinjektionen, die nunmehr von der Patientin abgelehnt wurden, hatte keinen spürbaren Erfolg gebracht.

Über 2 Wochen täglich je 15 Minuten wurden sowohl die Gelenkpunkte als auch die Sehnen und Muskel des Oberarms intensiv bestrahlt.

Ferner wurden der Patientin Schlangenenzyme und Vitamin B_1 sowie Zink durch die Horvi-C-300- und Horvi-C-33-Injektionen im Wechsel täglich verabreicht.

Nach Beschwerdefreiheit habe ich noch Thymus-Frischextrakt sowie Milz- und Placenta-Frischextrakte (insgesamt 15 Injektionen) tief intramuskulär montags, mittwochs und freitags gespritzt.

Bis heute ist kein Rezidiv aufgetreten, und die Kauffrau steht wieder voll in ihrer Boutique.

Arthrose beider Kniegelenke

Im Alter von 47 Jahren wurde zur Begradigung der ursächlich zugrunde liegenden Fehlstellungen die 1. von insgesamt 3 Umstellungs-Osteotomien (Knochendurchtrennung) durchgeführt. Trotzdem verschlechterte sich das Beschwerdebild zusehends, so daß sich die Patientin nur noch mit Gehhilfen fortbewegen konnte. Besonders belasteten sie auch die starken Schmerzen. („Ich konnte nicht mehr schlafen, nicht richtig sitzen, hatte immer stechende Schmerzen, die mir überhaupt keine Ruhe mehr ließen".)

Zu diesem Zeitpunkt rieten die behandelnden Ärzte zur Knie-Totalendoprothese. Verzweifelt wandte sich die Patientin an mich. Ich verordnete ihr NeyArthros-Liposome (3mal täglich 10 Tropfen streng unter die Zunge / 2mal täglich auf die Haut im Bereich der Kniegelenke, insbesondere der Kniekehlen). Ferner habe ich der Patientin die Hauptschmerzpunkte mit dem IR-Laser 30 Sekunden je Punkt 3mal wöchentlich bestrahlt.

Bereits während der ersten 3 Monate der Therapie kam es zu einer deutlichen Verbesserung der Beschwerden. Vor allem die unerträglichen Schmerzen gingen unter der Therapie zurück, und die Patientin konnte immer weitere Strecken ohne Gehhilfen zurücklegen. Dieser Zustand hat sich seit etwa 3 Jahren stabilisiert, so daß bisher auf eine Knie-Totalendoprothese verzichtet werden konnte. Zur Stabilisierung des Allgemein- und Nervenzustands spritzte ich ihr 1mal wöchentlich Thymus-Frischextrakt im Wechsel mit Milz-Frischextrakt, aus eigener Herstellung (Laborgemeinschaft Organomed).

Grundsätzliches zu degenerativen Erkrankungen

Degenerative Erkrankungen von Wirbelsäule und Gelenken haben unterschiedliche Ursachen. Beim jungen Patienten sind vor allem Fehlbelastungen (z. B. X- oder O-Beine), Überbelastungen und Traumen für die frühe Ausbildung von Arthrosen verantwortlich.

Beim älteren Menschen führen die normalen, altersbedingten Abnutzungserscheinungen zur Ausbildung des Beschwerdebilds. Zusätzlich und wahrscheinlich ursächlich beteiligt an den altersbedingten Arthrosen sind die stoffwechselbedingten Veränderungen der Knorpelstruktur.

Die Knorpelgrundsubstanz besteht aus einem Netzwerk von Kollagenfibrillen, in das sich Proteoglykane einlagern. Diese können das bis zu 10.000fache ihres Eigenvolumens an Wasser aufnehmen. Da der Knorpel ausschließlich durch Diffusion ernährt wird, ist der Wassergehalt entscheidend für die Ernährungssituation.

Ändert sich mit zunehmendem Alter die Zusammensetzung der Proteoglykane, vermindert sich der Wassergehalt des Knorpels um etwa 10–15 %. Das verschlechtert die Versorgung der Knorpelzellen (Chondrozyten) mit Nährstoffen so, daß sie ihren Stoffwechsel von Typ-II-Kollagen auf Typ-I-Kollagen umstellen. Typ-I-Kollagen bildet jedoch deutlich dickere und weniger elastische Fasern, die Gelenkzerstörung nimmt ihren Lauf.

Wie beeinflußt Laserbestrahlung und NeyArthros dieses Geschehen? Sie
- verbessern die Elastizität des Knorpels durch vermehrte Wassereinlagerung in die Knorpelgrundsubstanz;
- verbessern die Ernährungssituation des Knorpels;
- aktivieren die Bildung von Knorpelgrundsubstanz;
- hemmen die am Knorpelabbau beteiligten Enzyme Hyaluronidase, Beta-Glukuronidase und Beta-Galaktosidase;
- wirken entzündungshemmend durch Aktivierung der Superoxid-Dismutase.

Anwendungsgebiete in der Humanmedizin

Bewährte Stadieneinteilung der Arthrosen

Stadium	Beschwerdebild	Klinische Zeichen
I	beschwerdefrei oder leichter Start- oder Ermüdungsschmerz	Endgradiger Bewegungsschmerz, vor allem bei Rotation
II	Startschmerz, leichter Ruheschmerz	Schmerz bei Flexion und Extension (Knirschgeräusche)
III	Ruhe- und Bewegungsschmerz	Bewegungseinschränkung, starkes Knirschen, Druckschmerz an Sehnenansätzen
IV	starker Schmerz, eingeschränkte Belastbarkeit und Funktionalität	erheblich eingeschränkte Beweglichkeit, höckrige Gelenkränder, Instabilität des Bandapparats

Bildgebende Verfahren: Eindeutige röntgenologisch sichtbare Gelenkveränderungen treten meistens erst im Stadium III auf.

Empfehlung: Bereits behandlungsbedürftig ist das Stadium II. In der Naturheilpraxis ist mit besonders guten Resultaten zu rechnen, wenn frühzeitig die Laserbehandlung mit Begleittherapie begonnen wird. Je später die Behandlung (z. B. im Stadium IV) beginnt, desto länger dauert sie.

Meine Erstinspektion in der Praxis berücksichtigt insbesondere:

Ich schaue mir den Rücken des Patienten genau an. Achsenfehlstellungen und Beckenschiefstände führen zu Fehlbelastungen und damit zu arthrotischen Veränderungen.

Achsenfehlstellungen können von mir chiropraktisch therapiert werden, Beckenschiefstände sollten durch orthopädisches Schuhwerk ausgeglichen werden.

Ich schaue mir genau das Schuhwerk des Patienten an. Einseitig abgelaufene Absätze deuten auf Fehlstellungen der Gelenke hin. Entlastungen können durch Schuhkorrekturen erreicht werden.

Bewegung erhält die Funktion! Ich empfehle allen meinen Arthrosepatienten regelmäßige Gymnastik, Spaziergänge oder Sportarten mit gleitenden Bewegungsabläufen (z. B. Skilanglauf, Schwimmen).

Laserstrahlen in der Kosmetikpraxis

Die Laserbehandlung in der Naturkosmetik stellt eine Ordnungstherapie dar. Sie soll Ordnung erhalten oder gestörte Funktionen wieder ins Gleichgewicht bringen. Zweifellos gibt es gewisse Assoziationen mit dem griechischen Gedankengut, denn das Wort Kosmetik leitet sich von Kosmos ab. Man brachte mit diesem Begriff die Ordnung der Welt und des Weltalls in Beziehung im Gegensatz zum Chaos.
Griechische Naturphilosophen hatten schon 1500 vor Christus ein besonderes Schönheitsideal entstehen lassen, das äußere Schönheit und Harmonie der Seele verband. Zahlreiche Skulpturen aus dieser Zeit und danach vermitteln plastisch diese Ideenwelt.
Schon in grauer Vorzeit veranlaßten religiöse und magische Vorstellungen den Menschen, sich zu schminken und zu schmücken, zur Ehre der Götter verbrannte man Weihrauch und duftende Kräuter. Wer die Odyssee Homers (800 v. Chr.) gelesen hat, weiß, daß darin berichtet wird, daß man den Gast nach einem erfrischenden Bad salbte und schmückte.
Hippokrates, der bekannte Arzt im 5. Jh. v. Chr., empfahl Körperpflege nicht nur den Patienten, sondern vor allem den Ärzten selbst.
Wohlriechende Salben, Parfüms, Pomaden und Schminke gab es in Griechenland, aber auch im alten Rom. Der Schriftsteller Plinius beklagte den übermäßigen Gebrauch von Kosmetika. Gesichtsmasken aus in Eselsmilch getränktem Brot waren in Rom ein bekanntes Schönheitsmittel.
Die Ägypter schminkten Augen und Lippen nicht nur aus kosmetischen, sondern auch aus medizinischen Gründen, und Rouge stand im Altertum in hohem Ansehen. Algen und Flechten, roter Ocker und Zinnober und Mennige wurden verwendet.
Modebewußte Römerinnen färbten sich die Haare, um ähnlich auszusehen wie ihre blonden und rötlichen Schwestern in Germanien und Galli-

en. All die Jahrhunderte, vom Altertum bis in die Neuzeit, hat es Arbeit für Kosmetikerinnen gegeben.
Wenn nun vom Laser in der Naturkosmetik die Rede sein soll, so handelt es sich um eine grundsätzlich neue Behandlungstechnik, die lokal oder über Akupunkturpunkte über die Haut zur Wirkung kommt.
Aufgabe der Haut ist es nicht nur, den Körper schützend zu umhüllen, sondern die Haut ist ein wichtiges Sinnesorgan. Sie hat einen entscheidenden Anteil am Regulationssystem des Gesamtorganismus.
Unter einer schützenden Oberschicht liegen im Unterhautzellgewebe Blut- und Lymphgefäße, Schweißdrüsen, arterio-venöse Anastomosen (Verbindungen zweier Hohlorganlichtungen), freie Nervenenden und eine Reihe histologisch faßbarer Organe. Diese sind das anatomische Substrat, mit deren Hilfe der Körper die verschiedensten Funktionen regulieren kann. Zur Haut gehören nach chinesischer Ansicht auch die Haare, während die Nägel dem Organ Leber zugeordnet sind.
In die Haut eingelagert sind Akupunkturpunkte, die eine Größe von 3–6 mm Durchmesser haben. Es sind spontan oder auf Druck empfindliche Stellen, von denen aus wir auf innere Organe einwirken können. Wir können sie elektrisch orten, denn der Hautwiderstand ist dort deutlich herabgesetzt.
Oft zeigen Stellen einen veränderten Quellungszustand in Haut und Unterhautgewebe, den Akupunkteure sowie Masseure deutlich tasten können. Nach erfolgreich beendeter Behandlung verliert sich dieser Quellzustand und ist mit der umgebenden Haut gleich.
Während die westliche Medizin diese Wahrnehmungen zu diagnostischen Zwecken verwendet, benutzt die chinesische Heilkunde diese Punkte, um regulierend auf innere Organe einwirken zu können. Jahrtausende hindurch wurde versucht, mit Nadeln, Moxa (darunter versteht man das Abbrennen bestimmter Kräuter über der Haut, in der Regel über bestimmten Akupunkturpunkten) und Massage diese Punkte zu behandeln.
Erst in allerjüngster Zeit werden diese Methoden durch den Softlaser ergänzt bzw. ersetzt, mit dem man flächenhaft behandeln, aber auch punktförmige Bestrahlungen durchführen kann.
Ein alter chinesischer Spruch sagt: *Was Niere und Blase nicht ausscheiden können, das muß der Darm ausscheiden, was dieser nicht mehr kann, das muß die Lunge tun. Liegt eine Ausscheidungsschwäche aller genannten Organe vor, so muß die Haut einspringen; was die Haut nicht mehr ausscheiden kann, führt zum Tod.*

Einsatzmöglichkeiten des Lasers

Die Behandlung der meisten Hautkrankheiten sollte zwar dem Arzt bzw. Heilpraktiker überlassen werden, doch begeben sich viele Frauen bei bestimmten Veränderungen der Haut in die Behandlung von Naturkosmetikerinnen.
Darunter fallen folgende Hautveränderungen:
- Akne juvenilis
- Bläschen und Pickel
- der immer wiederkehrende Herpes labialis
- der kreisrunde Haarausfall (Alopecia areata)
- Faltenbildung der Haut und
- Adiposität und Zellulitis

Akne vulgaris

Die Behandlung von Hautkrankheiten erfordert immer einen längeren Zeitraum, weil dabei eine Umstimmungsreaktion erforderlich ist. Mindestens 15 Sitzungen, die 2- bis 3mal wöchentlich stattfinden sollen, bringen dabei aber doch deutliche Erfolge.
Erst nach 6–8 Wochen kann man mit Sicherheit den Therapieerfolg beurteilen. Die Versagerquote liegt bei etwa 20 %. Ursache dieser Versager sind Störfelder, interne Erkrankungen (Verstopfung), Erkrankungen im HNO-Bereich, zahnärztliche und gynäkologische Störungen.
Die Wirkung des Laserlichts ist dabei entzündungshemmend.
Ich bestrahle lokal jede einzelne Hautveränderung wenige Sekunden (maximal 30), erziele aber eine schnellere Wirkung, wenn ich bestimmte Akupunkturpunkte zusätzlich benutze, Punkte, die leicht auffindbar und leicht im Gedächtnis zu behalten sind.
Eine weiter Wirkung des Laserlichts: Der Laserstrahl hat eine resorptive Wirkung, seine Hauptwirkung besteht in seiner Wirksamkeit gegen Mitesser, denn die Patienten bemerken bald, daß die Haut außerhalb der Pusteln immer glatter wird. Dabei nimmt die Zahl der vorhadenen Komedonen (Mitesser) ab, und es entstehen immer weniger neue. Bei erfolgreicher Behandlung werden Papeln und Pusteln, die sich noch neu bilden, immer kleiner und oberflächlicher.
Eine Kombination mit Tetrazyklinen oder den neuen Vitamin-A-Verbin-

dungen (Retinoiden) bleibt nur wenigen Fällen vorbehalten. Als Dauertherapie ist zweifellos die Lasertherapie die beste Methode.
Zwingend notwendig bei Hautunreinheiten wie Akne ist ein Blick auf die Verdauung des Patienten. Dabei ist eine Ernährungsumstellung zu empfehlen (siehe Seite 100). Scharf gewürzte Speisen sollten gemieden, dafür aber Joghurt und Kefirprodukte in den Speiseplan eingebaut werden.
Die Dosierung mache ich abhängig von einer vorgenommenen darmbakteriologischen Stuhluntersuchung, um z. B. gerade durch Joghurt nicht die falschen Darmbakterien zuzuführen, zu einem Zeitpunkt, zu dem sog. „entartete Modifikationsformen" die Überhand im Darmmilieu haben.
Mehrere Colon-Hydro-Therapien* in Verbindung mit einer Kosmetik-Laserbehandlung bei Akne zeigen hervorragende Ergebnisse! Meine eigenen diesbezüglichen Erfahrungen weichen von denen des Kollegen Ullrich insofern ab, als daß ich mit maximal 2 Colon-Hydro-Spülungen pro Woche auskomme. Die dort empfohlene 3fache Anwendung in der Woche hat sich bei meinen Patienten als zu anstregend und kostenintensiv ausgewirkt.
Immer wieder beobachte ich als Heilpraktiker den Zusammenhang zwischen Obstipation und Unreinheiten der Haut. Daher ist die Behandlung von Verstopfung von größter Bedeutung. Während die Abführmittel, wie sie in der westlichen Medizin verabreicht werden, nur vorübergehend wirken und falsch angewendet schädlich sein können, bietet die Akupunktur die Möglichkeit einer Dauerheilung.
Allerdings ist für die Obstipation eine Serie von etwa 10 Behandlungen, die in möglichst kurzen Abständen erfolgen sollen, notwendig.
Die Akne selbst ist eine Hautkrankheit, die vorwiegend junge Menschen zur Zeit der Pubertät befällt, es zeigt sich dabei eine Überfunktion der Talgdrüsen. Durch Überproduktion der Drüsen und Verstopfung der Ausführgänge kann es zu mehr oder minder starken Entzündungen kommen. Dies führt wiederum zu eitrigen, blauroten Hautveränderungen.
Wie bereits gesagt, richte ich den Laserstrahl für maximal 30 Sekunden auf jede einzelne Hautveränderung. Dabei achte ich streng darauf, daß eine Bestrahlung des Auges vermieden wird (Schutzbrille tragen lassen)! Vorteilhaft hat sich bei mir bewährt, die Behandlung in abgedunkelten und mit grünem Licht beleuchteten Räumen durchzuführen. Wertvolle Dienste leistet mir dabei die von Heilpraktiker Heinz Schliegel entwickelte Colortherapielampe mit 10 farbigen Spezialfilterscheiben.

---

* Siehe hierzu den im gleichen Verlag erschienenen Ratgeber *Colon-Hydro-Therapie – Chronische Krankheiten durch Darmsanierung heilen* von Manfred Ullrich, ISBN 3-926955-88-0.

Pickel und Bläschen

Bei Pickeln und Bläschen gehe ich wie oben bei Akne beschrieben vor.

Herpes labialis

Diese Erkrankung ist eine durch ein Virus hervorgerufene Bläschenbildung, die im Bereich der Lippen und der Geschlechtsorgane auftreten kann. Während die westliche Medizin bis heute kein wirksames Heilmittel zur Verfügung hat, gelingt es mit dem Softlaser, durch 1- bis 3malige Behandlung von je 30 Sekunden Dauer innerhalb von 3 Tagen den Herpes zur Abheilung zu bringen. Das wichtigste Ergebnis ist jedoch, daß bei mehr als 90 % der Patienten die Krankheit nach der Behandlung nicht mehr auftrat; nur bei weniger als 10 % der Patientinnen kam es zu einem neuen Herpesschub.

Kreisrunder Haarausfall (Alopecia areata)

Gegen kreisrunden Haarausfall hilft die Laserreiztherapie sehr gut. Die entsprechenden Stellen des Kopfes werden 2- bis 3mal wöchentlich für die Dauer von 5 Minuten (6-mW-Laser) bestrahlt.
Die Chinesen ordnen die Haut dem Lungenmeridian zu, wozu auch die Haare, Hautnerven, Gefäße und in die Haut eingelagerte Organe gehören. Die Nägel allerdings werden dem Lebermeridian zugewiesen.
Ich bestrahle daher zur Behandlung des Haarausfalls Lungenpunkte (Lu 5 in der Ellenbeuge oder Lu 9 im Handgelenk). Da die Lunge mit dem Dickdarmmeridian gekoppelt ist, wird auch der Punkt Di 4 hilfreich eingesetzt. Lunge und Dickdarm sind beides auch Ausscheidungsorgane für verbrauchte Luft und abgebaute Nahrung.

Gesichtskosmetik

Der Alterungsprozeß der Haut ist bedingt durch degenerative Veränderungen von elastischen Fasern. Seit Jahren suchen Dermatologen nach Mitteln und Wegen, um diesen Prozeß am Kollagen, den sie für die Altersvorgänge verantwortlich machen, zu verlangsamen.

Prof. Mester, ehemaliger Vorstand der Chirurgischen Universität Budapest, erreichte beeindruckende Erfolge bei der Behandlung schlecht heilender Wunden. Er hat die Wirkungsweise des Laserstrahls eingehend untersucht und fand unter anderem heraus, daß der Softlaser die Kollagenphase der Wundheilung beeinflußt. Der Laser aktiviert dabei die Produktion von Kollagen und führt zu einer verbesserten örtlichen Durchblutung des bestrahlten Gebiets. Möglicherweise ist dies auch die Erklärung für die Erfolge bei der Behandlung von Faltenbildungen der Haut. Seit der Softlaser in der Kosmetikbehandlung eingesetzt wird, gibt es eine Vielzahl von Veröffentlichungen über die Wirksamkeit dieser neuen Therapieform.

Falten entstehen, wenn die in der Haut liegenden Stützstrukturen mit zunehmendem Alter ihre Elastizität verlieren und die Haut schlaff und schwabbelig wird. Natürlich beschleunigen auch Übermaß an Sonne, Nikotin, Alkohol, schlechte Hautpflege und Krankheiten diesen Prozeß. Mit dem Laser können wir zweifellos die Mikrozirkulation des Blutes verbessern, die Durchblutung fördern und den Abtransport von Stoffwechselprodukten beschleunigen.

Ich wirke damit direkt auf den Stoffwechsel des Bindegewebes und der Muskulatur ein, kräftige so die Hautstruktur und nehme entscheidenden Einfluß auf den Alterungsprozeß der Kollagenfasem. Das Laserlicht wirkt dabei als ein zellulärer Regenerator.

Bestrichen werden die sichtbaren Falten der Haut mit dem Laser, wobei die Zeitdauer abhängig ist von der Stärke des verwendeten Geräts. Für die Haut hat dies die Wirkung eines Lichtbads.

Ferner gebe ich in der kosmetischen Laserbehandlung generell noch die Thymus-Frischextrakt-Creme aus eigener Herstellung hinzu, um sämtliche Kapillaren (feine Hautgefäße) in ihrer Stoffwechselumstrukturierungsphase zu unterstützen.

Zellulitis und Adipositas

Erstaunliche Erfolge lassen sich mit Lasertherapie bei der Fettsucht und Orangenhaut erzielen, durch gezielten Einsatz des weichen Lasers an Ohr- und Hautpunkten und durch lokale Bestrahlung bestimmter Körperregionen.

Aus eigener Erfahrung kann ich die Behandlung 2mal wöchentlich empfehlen, wobei sich bei mir folgende Punkte bewährt haben: Der Punkt für

die Behandlung der Akne am Unterschenkel, 4 Querfinger über dem Knöchel gelegen am Hinterrand des Schienbeins (Niere 6).
Ein weiterer Punkt liegt am Unterbauch zwischen Nabel und Schambein, wo sich auch bei mageren Personen beim Sitzen eine Falte bildet. Als Ohrpunkte verwende ich die Projektionsstelle des Magens, ferner die Projektionsstelle des Ovars, einen Punkt an der höchsten Stelle des Ohres, den Allergiepunkt (72), den sog. Hungerpunkt und den Punkt Endocrinum. Oft genügt eine Kombination aus 3 Punkten.
Ferner bestrahlt man die obere Hälfte der Ohrmuschel und anschließend die Außenfläche des Oberschenkels zwischen Hüfte und Kniegelenk sowie den Bereich der Lendenwirbelsäule.
Die Gewichtsabnahme kann natürlich nur durch eine verminderte Kalorienzufuhr erfolgen. Dies wird dem Adipösen leicht, da es durch diese Behandlung zu einer eindrucksvollen Verminderung des Hungergefühls kommt. Unterstützend verordne ich noch Coenzym Q_{10} monosubstrat und Vitamin C mit Langzeitwirkung (s. a. Nahrung sei Deine Medizin, Seite 100).

Zusammenfassung

Auch bei kosmetischer Anwendung des roten Helium-Neon-Lasers können vergleichbare Wirkungen und sichtbare Verbesserungen des Hautbilds erzielt werden, und zwar ohne die sonst übliche Anwendung von Präparaten. Bei gleichzeitiger Verabreichung gut abgestimmter Präparate (z. B. Thymus-Frischextrakt-Creme) ist mit einer gegenseitigen Verstärkung des Wirkungsmechanismus zu rechnen. Erste bisher durchgeführte Studien bestätigen dies in vollem Umfang. Besonders hat sich gezeigt, daß bei reifer Haut eine Verbesserung der Durchblutungssituation, des Wasserhaushalts sowie der Regeneration von kollagenen Fasern bewirkt wird. Eine sichtbare Veränderung des Hautbilds ist im allgemeinen bereits nach 4–5 Sitzungen feststellbar.
Um den Behandlungserfolg zu sichern und die Stabilität der erzielten Hautverbesserung zu gewährleisten, ist eine Gesamtzahl von etwa 10–15 Sitzungen angezeigt. Diese sollen in regelmäßigen Abständen – vorzugsweise 2- bis 3mal die Woche – erfolgen.
Es empfiehlt sich, nach dieser Basisbehandlung jedes halbe Jahr eine Auffrischung vornehmen zu lassen. Dann sind in der Regel weniger Behandlungen notwendig.

Eine regelmäßige Gesichts- und Körperpflege mit abgestimmten Pflegepräparaten fördert und ergänzt die Stabilität des erzielten Behandlungsergebnisses mit dem Laser.

Häufig wird auch über das positive kosmetische Ergebnis durch die Laserbestrahlung hinaus das Gesamtbefinden des Behandelten so verbessert, daß auch seine körpereigenen Abwehrmechanismen gestärkt werden.

Für Kosmetikerinnen ohne Akupunkturkenntnisse bietet sich die Laserbestrahlung als Behandlungstechnik wie folgt an: Die betroffenen Stellen werden flächen- oder strichförmig mit dem Laser bestrahlt. Da bei dieser direkten Bestrahlung im allgemeinen keine spezifisch reizempfindlichen Punkte wie bei der Akupunktur angesprochen werden, muß mit entsprechend längeren Bestrahlungszeiten (einige Minuten pro Behandlungsgebiet) therapiert werden. Eine erfolgreiche Behandlung ist somit in jedem Fall gewährleistet. Bei Einarbeitung in die Methode können nach und nach einzelne Akupunkturpunkte mitverwendet werden, vorausgesetzt, die Kosmetikerin hat auch die Heilerlaubnis nach dem Heilpraktikergesetz!

Die Akupunkturbehandlung mit dem Lasergerät setzt entsprechende Akupunkturkenntnisse voraus, wobei im allgemeinen jedoch die für die Kosmetikanwendung in Frage kommenden Punkte, wie z. B. Stoffwechselpunkte, Bindegewebspunkte, allergische Punkte usw., ausreichen. Diese Methode hat den Vorteil, daß durch den applizierten Lichtreiz die Punkte ähnlich wie durch das Einstechen der Akupunkturnadeln stimuliert werden. Im Gegensatz dazu ist jedoch die Laseranwendung völlig schmerzlos und aseptisch.

Das rote Laserlicht verändert das Akupunktursystem immer in Richtung Normalfunktion, die Anwendung wird vereinfacht, da im Gegensatz zur Elektroakupunktur hier kein Unterschied zwischen dämpfender und anregender Anwendung gemacht werden muß. Das heißt, es kann immer mit kontinuierlichem Laserlicht behandelt werden. Eine Modulation des Laserlichts während der Behandlung (d. h. Verwendung verschiedener Frequenzen) zeigt keine zusätzliche Wirkung und Verbesserung. Diese Ergebnisse wurden in einer Reihe von klinischen Studien nachgewiesen.

Da im Gegensatz zur Laserbestrahlung spezifisch reizempfindliche Punkte stimuliert werden, ergibt sich eine Verkürzung der Behandlungszeit (etwa 15–20 Sekunden pro Akupunkturpunkt).

Mit dem Laserstrahl kann man erwiesenermaßen in den biologischen Ablauf verschiedener Stoffwechselprodukte (z. B. Fett-, Eiweiß- und Wasserhaushalt) eingreifen. Zudem zeigen Messungen, daß sich dank ihm auch die hauteigene Kollagenproduktion verbessert.

Bei Akne und sogar alten Narben habe ich wirklich gute Erfolge zu verzeichnen. Und auch das Resultat der Faltenbehandlung ist ermutigend – die Haut wird straffer, die Falten flacher; man kann den Laser prophylaktisch einsetzen!

Was die Kosmetikerin und den Heilpraktiker besonders begeistert, abgesehen von den sichtbaren Erfolgen, ist die völlig schmerzfreie Behandlung, die absolute Sterilität und die kurze Anwendungszeit. Warzen beispielsweise werden bei einem Hautabstand von 1–2 cm jeweils nur 5 Minuten lang mit dem Laserstrahl „bestrichen".

Auch gegen dauerhafte Wangenröte und Schwangerschaftsstreifen sollte die Laserbestrahlung eingesetzt werden; falls es dennoch nicht so viel bringen sollte, so kann sie keinesfalls schaden.

Man kann die Lichttherapie des Lasers in ihrer Wirkung als eine Art physikalische Homöopathie bezeichnen, weil sie mitwirkt, das normale, gesunde Schwingungsgefüge der Zelle wieder aufzubauen.

Kombination der Laserbestrahlung mit Akupunktur

Zur Geschichte der Akupunktur

Die Geschichte der Akupunktur reicht bis in die Zeit vor Christ Geburt zurück und ist demzufolge die älteste Hautreflextherapie der Menschheit. Einem Mythos zufolge wurde die Akupunktur entdeckt, als einmal ein Soldat durch einen Pfeil verwundet wurde: Man zog den Pfeil heraus, die Wunde heilte, und man beobachtete, daß gleichzeitig eine Krankheit in einer anderen Körpergegend geheilt wurde.

Man bemerkte zunächst, daß bei vielen Erkrankungen umschriebene Hautareale in anderen Körpergegenden eine stark erhöhte Empfindlichkeit zeigten, und stellte fest, daß durch Massieren oder Drücken dieser Hautbezirke auf die Organerkrankung zurückgewirkt werden konnte.

Und man fand heraus, daß die therapeutische Wirkung sich durch Einstechen von Nadeln an den entsprechenden Stellen steigern und genauer steuern ließ. Anfangs nutzte man primitive Steinnadeln, später auch Knochen- und Bambusnadeln.

In der Epoche des Huang Di Nei Jing (Huang Di – der gelbe Kaiser) im 3. vorchristlichen Jahrhundert wurde die Akupunktur systematisch ausgebaut. Man erkannte Wirkungszusammenhänge zwischen den Punkten und entwickelte theoretische Modelle, die die empirischen Beobachtungen in eine logische Ordnung brachten.

Nach einer Entwicklungszeit von mehreren tausend Jahren in Asien ist die Akupunktur dabei, auch im Westen große Bedeutung zu gewinnen. Für den Westen bieten sich neue Therapiemöglichkeiten in einigen Bereichen, wo die Schulmedizin wenig vermag oder ihre Mittel mit starken

unerwünschten Nebenwirkungen behaftet sind, insbesondere bei psychosomatischen Erkrankungen oder bei chronischen Schmerzen.
Mit der Laserakupunktur begannen westliche Ärzte und Heilpraktiker bereits Anfang der 1970er Jahre zu experimentieren; heute löst der Laser gerade auch bei Kindern weitgehend die Nadel ab. Denn er arbeitet völlig schmerzfrei und schnell: pro Punkt 15–20 Sekunden bei Kindern, 30–60 Sekunden bei Erwachsenen.

Hintergründe

Für unser westliches Denken sind einige Hintergründe und Theorien der traditionellen chinesischen Medizin schwer nachzuvollziehen, schon aufgrund der ganzheitlichen Denkweise, die beispielsweise eine Unterteilung des Menschen in Körper und Seele nicht kennt.
Die chinesischen Ärzte der Antike sahen in ihrem naturphilosophisch orientierten Weltbild den Menschen als Bestandteil der Natur in einer intensiven Wechselbezichung zu seiner Umwelt. Die Natur befindet sich in einem ständigen Wandel, in fortwährender Umwandlung. So verändert sich die Vegetation abhängig von den Jahreszeiten in immer wiederkehrenden dynamischen Zyklen. Ähnlich durchläuft der Mensch in seinem Leben periodische Entwicklungsphasen von der Geburt über Wachstum und Reifung zum Tod.
Diese Wandlungen werden von den Chinesen nicht als das Werk eines göttlichen Schöpfers betrachtet, sondern als Ausdruck der inneren Gesetzmäßigkeiten der Natur, die „Tao" genannt wurde; Tao wird wie Dao gelesen. In zahlreichen Übersetzungen wird Tao als „Sinn", „der Weg", „das Eine", „das Absolute" wiedergegeben. Das Tao ist Ursache und Motor der Schöpfung.

> „Das Tao schafft das Eine,
> das Eine schafft die Zwei,
> die Zwei erzeugt die Drei,
> die Drei aber erzeugt alle Dinge."

Das Tao bringt aus einem ungegliederten Urzustand (das Eine) die Polarität zwischen Yin und Yang hervor. In diesem Spannungsfeld von Yin und Yang entstehen alle Dinge der Natur. Tao bleibt die schöpferische Kraft der Natur, die Grundlage aller dynamischen Wandlung der Materie und der lebenden Wesen:

„Das Tao ist immer strömend,
aber es läuft im Wirken doch nie über.
Tiefgründig ist es und Ahn aller Dinge."
Alle Gegensatzpaare der Natur werden im weiteren dieser dynamischen Yin-Yang-Polarität zugeordnet:
„Der Himmel ist Yang, die Erde Yin;
männlich ist Yang, weiblich Yin,
warm ist Yang, kalt ist Yin,
aktiv Yang, passiv Yin."
Die Gegensätze ergänzen sich in dynamischem Wandel. Das eine kann ohne das andere nicht existieren.

Yin- und Yang-Entsprechungssystem

	Yin	Yang
	das Empfangende	das Schöpferische
	Erde	Himmel
	negativ	positiv
Körper:		
	ventral	dorsal
	innen	außen
	unten	oben
	Körperinneres	Oberfläche
	innere Organe	Haut
Funktionen:		
	Hypofunktion	Hyperfunktion
	Leere Energie	Fülle
	Mangeldurchblutung	Hyperämie
	Kälte	Hitze
	Degeneration	Infektion

Die kosmische Lebensenergie Qi

Das Wechselspiel der Gegensätze von Yin und Yang bringt die strömende Lebensenergie Qi hervor. Diese Lcbenskraft ist grundlegend für die chinesische Naturbeschreibung. Qi ist überall in der Natur vorhanden, ist die Lebenskraft, die sich in allem Lebendigen in Form von Veränderung und Bewegung zeigt.

Die ständig fließende Lebensenergie kann nur umschrieben werden und ist aus ihren Wirkungen zu erfassen. Jede Stagnation führt zur Störung von Lebensvorgängen, vollständiger Stillstand bedeuet Tod. Das kosmische Qi fließt nach traditioneller Vorstellung überall in der Natur, z. B. im Wasser der Flüsse.

Im menschlichen Körper sammelt sich Qi in den Organen und fließt in Bahnen. Diese Bahnen wurden von europäischen Ärzten aufgrund ihrer polaren Anordnung mit dem Meridiansystem der Erde verglichen und folglich *Meridiane* genannt.

Chinesisches System der Meridiane

Die traditionelle chinesische Medizin kennt ein System von Linien, das wie ein geordnetes Netzwerk den menschlichen Körper überzieht. Diese Linien verlaufen im Nord-Süd-Gefälle in der Längsachse des Körpers. Sie wurden von europäischen Ärzten mit dem Meridiansystem der Erde verglichen und deshalb Meridiane genannt. In Übersetzungen der klassischen antiken Schrift über Akupunktur werden die Meridiane mit den großen Flüssen Chinas verglichen, die das Land durchziehen und mit dem lebensnotwendigen Wasser beleben.

Nach den traditionellen Vorstellungen fließt durch dieses System von Meridianen die Lebensenergie Qi und reguliert die Körperfunktionen. Über die *Akupunkturpunkte* (stimulierbare Gefäß- und Nervenpunkte unter der Haut) gelingt es, einen direkten therapeutischen Einfluß auf die Meridiane und Organe und somit auch auf die Körperfunktionen zu gewinnen.

Mit den Meridianen stehen die *11 Organe der chinesischen Medizin* in enger Wechselbeziehung. Die alte Vorstellung der Organe ist nicht wie bei der westlichen Medizin auf den anatomischen Bau der Organe beschränkt, vielmehr deuten „Organe" im chinesischen Sinn die Funktionen von Organsystemen. Deshalb spricht man auch von *Funktionskreisen*. Der Funktionskreis der Lunge umfaßt zum Beispiel die gesamte Atemfunktion einschließlich Riechfunktion, der Funktionskreis des Dickdarms beinhaltet die Ausscheidungsfunktion. So entstand ein System von Funktionszusammenhängen, die den Organen gleichgesetzt wird.

Die 11 Organe bzw. Funktionskreise wurden unterteilt in 6 Yang-Organe und 5 Yin-Organe.

Die *6 Yang-Organe* sind die Hohlorgane Dickdarm, Dünndarm, Magen, Blase, Gallenblase und Dreifacherwärmer (Sanjiao).

Die **5 Yin-Organe** sind Lunge, Herz (Perikard), Milz/Bauchspeicheldrüse, Niere und Leber.
Jeweils 1 Yin- und 1 Yang-Organ bzw. Funktionskreis bilden eine Funktionseinheit, z. B. Dickdarm (Yang) und Lunge (Yin). Dazu wird noch ein bestimmtes Gewebe gerechnet, wie hier die Haut, sowie die zugehörigen Meridiane, also der Dickdarmmeridian und der Lungenmeridian.
Der Meridian ist vergleichbar mit einem Ast, der am Baum des Organs abzweigt. Auf dem Meridian liegen die Akupunkturpunkte wie Knospen, über die man die Organfunktion therapeutisch mit Nadeln, Wärme, Massage oder Laser beeinflussen kann.
Ein Meridianenpaar besteht aus 1 Yin- und 1 Yang-Meridian, die parallel an den Gliedmaßen verlaufen. Yang-Meridiane verlaufen außen oder an der Rückseite des Körpers, während Yin-Meridiane innen oder vorne verlaufen.
Wir unterscheiden 12 paarige Hauptmeridiane sowie 2 außerordentliche Meridiane (Ren Mai und Du Mai). Diese bilden zusammen das System der 14 Meridiane, auf denen die 361 klasssischen Akupunkturpunkte liegen.

Erläuterung einiger Akupunkturpunkte

Meisterpunkte: Die Meisterpunkte (insgesamt 8) haben neben ihren sonstigen Wirkungen einen spezifischen Einfluß auf die ihnen zugehörigen Gewebe bzw. Organsysteme. Nach traditionellen Vorstellungen befinden sich hier die Konzentrationsstellen des Qi der entsprechenden Organe oder Gewebe.
Tonisierungspunkte: Tonisierungspunkte liegen immer auf dem zugehörigen Meridian und dienen zur Stärkung der Energie in diesem Meridian.
Sedierungspunkte: Sedierungspunkte liegen immer auf dem zugehörigen Meridian und dienen dazu, ein Zuviel an Energie im betreffenden Meridian abzuleiten.

Punktelokalisation mit dem chinesischen Cun-Maß

Um Entfernungen am Körper abzumessen, verwenden die Chinesen das *Cun* oder *Körperzoll*. Das Cun ist ein relatives Körpermaß, es ist die Entfernung zwischen den Beugefalten des mittleren Glieds des Mittelfingers.
Auch die Breite des distalen Daumenglieds entspricht 1 Cun (s. Abb.).

Hintergründe

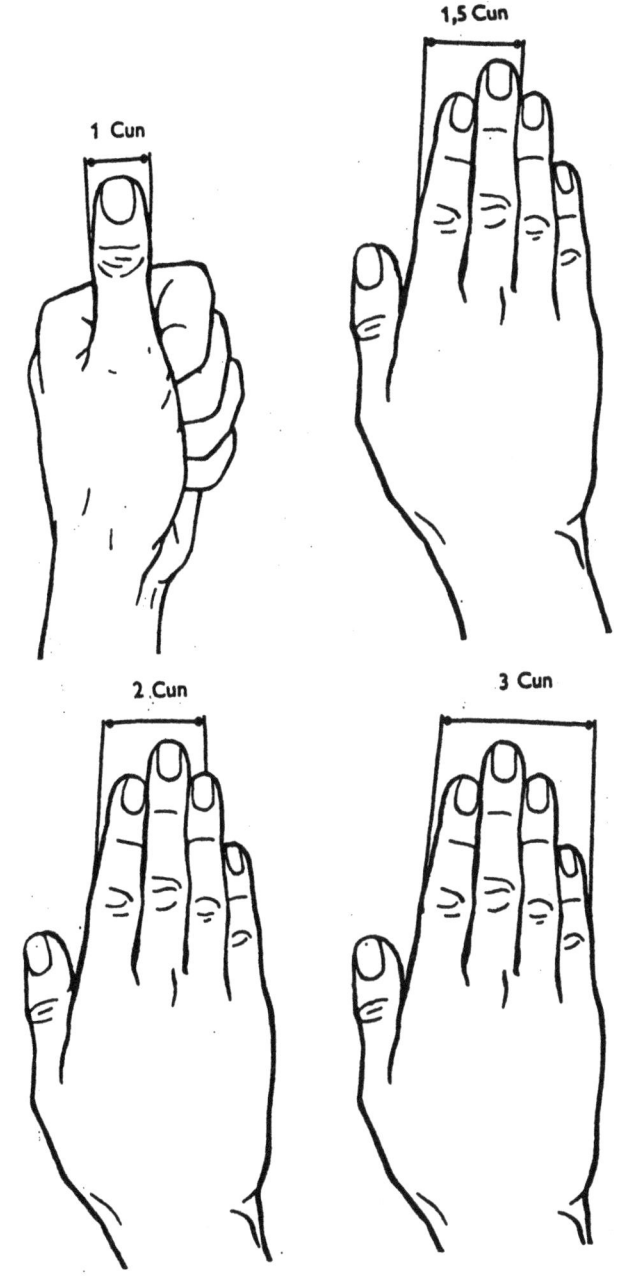

Die Hand in Höhe der zum Köper hinführenden (proximalen) Fingergelenke hat eine Breite von 3 Cun (4 Finger = 3 Cun). Die Breite des Zeige- und Mittelfingers entspricht 1,5 Cun.
Die Entfernung der Akupunkturpunkte wird mit dem Cun-Maß ausgemessen. Maßgebend sind die exakten Messungen mit einem Spezialgerät (sog. Cunmeter). Es ist darauf zu achten, daß die Proportionen des Fingers des Behandlers mit denen des Patienten übereinstimmen bzw. berücksichtigt werden. Bei deutlicher Diskrepanz, z. B. bei Kindern, ergeben sich manchmal Schwierigkeiten bei der individuellen Feststellung der Lage der Akupunkturpunkte.

Meridiane und ausgewählte Punkte

Herzmeridian

Wichtige Punkte: He 1, He 3, He 7, He 9

Der Herzmeridian ist ein Yin-Meridian.
Verlauf: Der innere Verlauf hat eine Verbindung zum Dünndarm. Der oberflächliche Verlauf zieht von der Achselhöhle an der inneren und ulnaren (zur Elle gehörenden) Seite des Arms zur ulnaren Handinnenseite und endet am radialen (daumenwärts) Nagelwinkel des Kleinfingers im Punkt He 9.
Klinische Bedeutung des Meridians: Der Funktionskreis des Herzens schließt neben der Herzfunktion auch die Funktionen des Kreislaufsystems und deren Regulation ein. Dem Meridian werden weiterhin Funktionen des Gehirns, speziell des Bewußtseins, der Gedankenaktivität und der Gefühle zugeordnet. So haben die Punkte des Herzmeridians eine ausgeprägte psychische Wirkung.

Bedeutung der ausgewählten Punkte

He 1 (Äußerste Quelle)
Lokalisation: in der Mitte der Achselhöhle.
Indikationen: Durchblutung von Armen und Beinen, bei übermäßigem Schwitzen, Schmerzen des Arms, wirkt ausgleichend.

Meridiane und ausgewählte Punkte

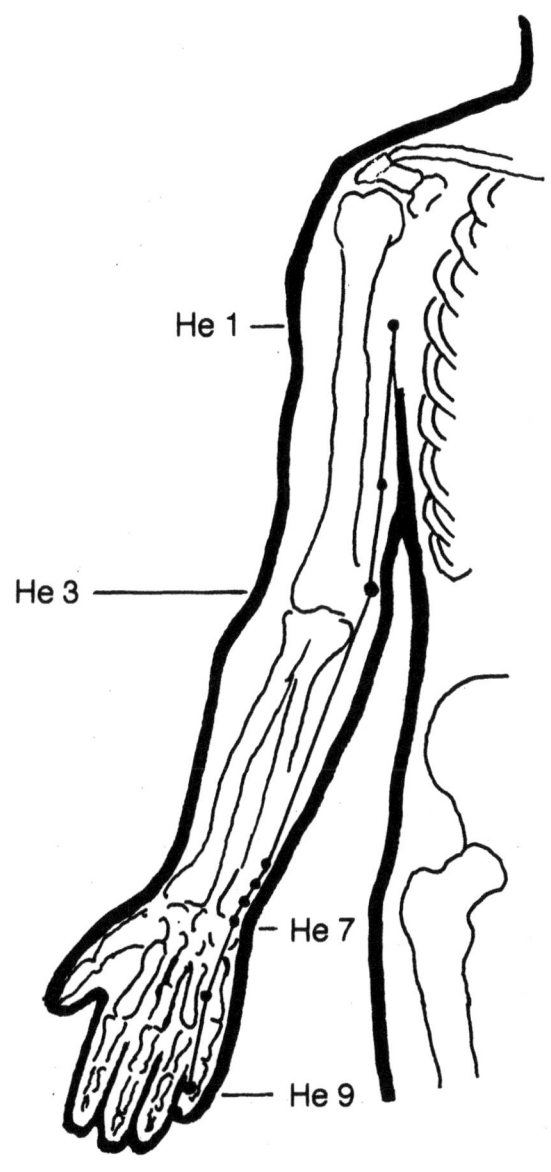

He 3 (Kleines Meer)
Lokalisation: auf der Unterseite des Ellbogens, am Ende der Beugefalte.
Indikationen: „Punkt der Lebensfreude", psychischer Ausgleich, Arthritis des Ellbogengelenks.
He 7 (Tor des Geistes)
Lokalisation: auf der Beugefalte des Handgelenks (ulnar).
Indikationen: psychische Störungen, Schlaflosigkeit, Angstzustände.
Sedativpunkt – dient dazu, ein Zuviel an „Energie" im betreffenden Meridian abzuleiten.
He 9 (Wenig Energieimpuls) Tonisierungspunkt
Lokalisation: am radialen (daumenwärts) Nagelwinkel des Kleinfingers.
Indikationen: Herz und Kreislauf, psychische Störungen.
Tonisierungspunkt – dient zur Stärkung der „Energie" im betreffenden Meridian

Dünndarmmeridian

Wichtige Punkte: Dü 18, Dü 19

Der Dünndarmmeridian ist ein Yang-Meridian.
Verlauf: Der innere Verlauf hat eine Verbindung zum Herzen und Magen. Der oberflächliche Verlauf beginnt am ulnaren (zur Elle gehörenden) Nagelwinkel des Kleinfingers, zieht an der Armunterseite zur Schulter, dort in einer Zickzacklinie zum Hals bis zur Wange und zum Ohr.
Klinische Bedeutung des Meridians: Behandlung von schmerzhaften Erkrankungen im Verlauf des Meridians, z. B. Epikondylitis (Tennisellenbogen), Schulter-Arm-Syndrom, HWS-Syndrom (Halswirbelsäule), Zahnschmerzen, Trigeminusneuralgie, Ohrenerkrankungen.

Bedeutung der ausgewählten Punkte

Dü 18 (Jochbeinknochenspalt)
Lokalisation: am Unterrand des Jochbeins.
Indikationen: Straffungspunkt, zur Kräftigung der Wangenmuskulatur, des Wangengewebes, Zahnschmerzen der Oberkieferzähne, Trigeminusneuralgie, Faszialisparese (Gesichtslähmungen, z. B. nach Schlaganfall).

Meridiane und ausgewählte Punkte

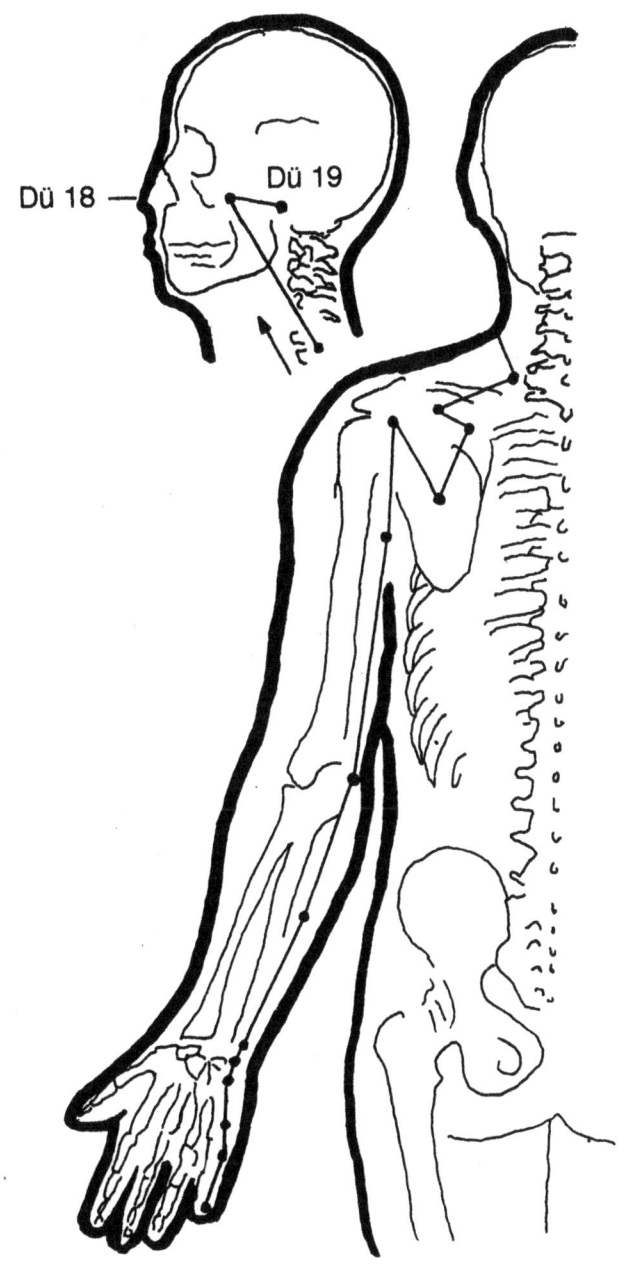

Dü 19 (Das Haus hören)
Lokalisation: Bei leicht geöffnetem Mund in der Vertiefung des Kiefergelenks.
Indikationen: Stoffwechsel- und Straffungspunkt. Trigeminusneuralgie, Ohrerkrankungen, Schwerhörigkeit.

Blasenmeridian

Wichtige Punkte: Bl 1, Bl 2, Bl 62

Der Blasemeridian ist ein Yang-Meridian.
Verlauf: Der Blasenmeridian beginnt am inneren Augenwinkel und läuft seitwärts der Mittellinie (Du Mai oder Lenkergefäß) über den Kopf zum Nacken. Auf dem Schädeldach geht er eine Verbindung zum Punkt Dü 20 ein. Im Nacken verzweigt sich der Meridian in 2 Äste. Der eine Ast zieht 1,5 Cun seitwärts der Mittellinie bis zur Höhe der 4. Öffnung des Kreuzbeins, von hier wieder nach oben zur 1. Kreuzbeinöffnung und dann fußwärts über die Rückseite des Oberschenkels zur Kniekehle, wo er sich mit dem 2. Ast verbindet. Von der Kniekehle verläuft der Meridian an der Rückseite des Unterschenkels zur Außenseite des Fußes und endet am lateralen Nagelwinkel der Kleinzehe. Der Blasenmeridian ist mit 67 Punkten der längste Meridian.
Klinische Bedeutung des Meridians: bei Erkrankungen im Bereich des Meridianverlaufs; die Punkte im Gesicht bei Augenerkrankungen und bei Kopfschmerzen, die Punkte im Nacken bei Hinterkopfschmerzen und HWS-Syndrom.

Bedeutung der ausgewählten Punkte

Bl 1 (Strahlende Augen)
Lokalisation: 0,1 Cun zur Körpermitte hin und oberhalb des inneren Augenwinkels.
Indikationen: zur Vitalisierung der Augen und des Augenbereichs, Straffung der Augenlider, Verbesserung bei Tränensäcken, geschwollenen Augen. Erkrankungen des Auges, der Tränendrüse.
Bl 2 (Mit Bambus bedeckt)
Lokalisation: am inneren Ende der Augenbraue, oberhalb des inneren Augenwinkels.

Meridiane und ausgewählte Punkte

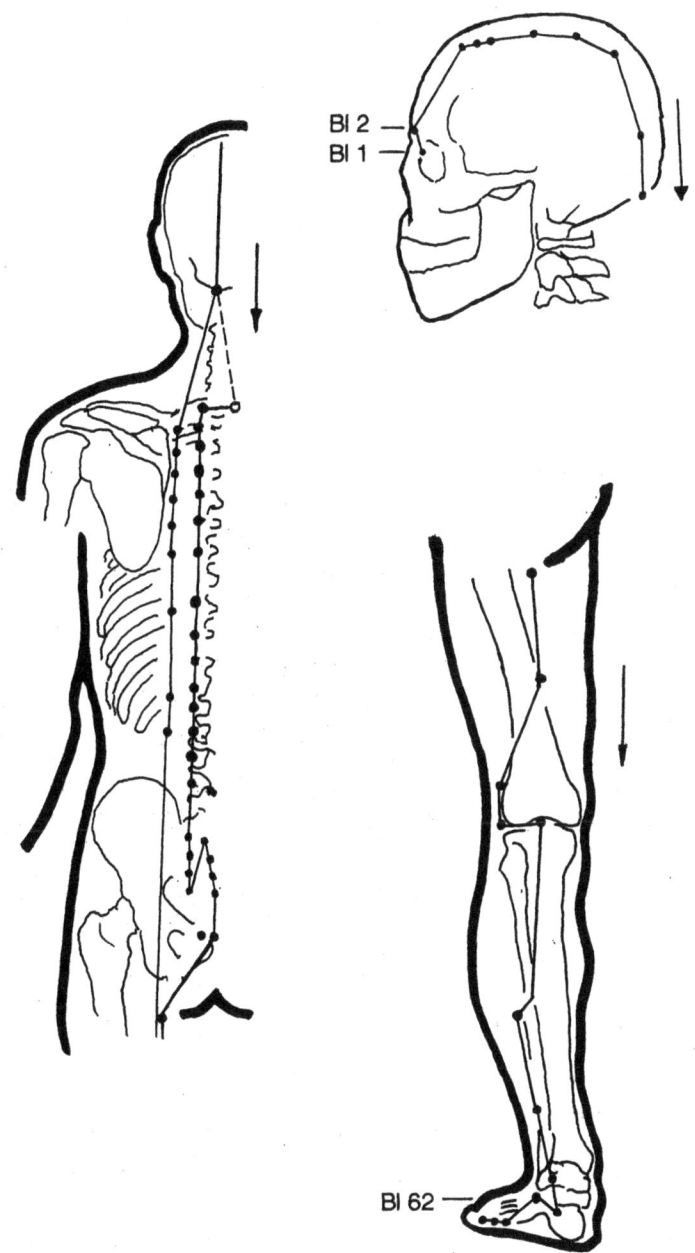

Indikationen: bei geschwollenen Lidern, Tränensäcken, müden und geschwollenen Augen, schlaffen Lidern, frontalen Kopfschmerzen, Migräne, Schnupfen, Nebenhöhlenentzündung.
Bl 62 (Puls anzeigen)
Lokalisation: 0,5 Cun unterhalb des äußeren Fußknöchels.
Indikationen: psychische Störungen, Krämpfe, Suchterkrankungen, Schlafstörungen; wirkt beruhigend.

Perikardmeridian

Wichtige Punkte: Pe 6, Pe 7

Der Perikardmeridian ist ein Yin-Meridian.
Verlauf: Er beginnt in der Mitte des Thorax im Bereich des Perikards (Herzbeutel). Ein innerer Ast zieht nach unten und durchläuft den oberen, mittleren und unteren „Erwärmer" in der Magenregion. Der Hauptast zieht vom Perikard seitlich und erreicht seitlich der Brustwarze die Hautoberfläche im Punkt Pe 1, verläuft zur Achselhöhle, dann an der Innenseite des Arms und endet schließlich am Mittelfinger, Pe 9.
Klinische Bedeutung: In der traditionellen chinesischen Medizin wird dem Herz- und Perikardmeridian das Gehirn und dessen geistige Funktion zugeordnet. Herz und Perikard bildeten nach dieser Vorstellung eine funktionelle Einheit; das Perikardsystem wurde als Schutz und als Regulator der Herzfunktion betrachtet, das Herzsystem entsprach mehr den geistigen Funktionen. Punkte des Perikardmeridians wirken auf Kreislauffunktionen und sind deshalb bei Herz- und Kreislauferkrankungen indiziert.
Auch bei psychischen und psychosomatischen Erkankungen sowie bei Störungen des Magen-Darm-Systems werden Punkte des Perikardmeridians behandelt.

Bedeutung der ausgewählten Punkte

Pe 6 (Innerer Paß)
Lokalisation: 2 Cun oberhalb der Handgelenksbeugefalte.
Indikationen: psychische Störungen, vegetative Dystonie, Nervosität, Erkrankungen des Herzens, Angina pectoris, Erkrankungen im Oberbauch, Gastritis, Übelkeit, Schluckauf, Erbrechen, Sodbrennen.

Meridiane und ausgewählte Punkte

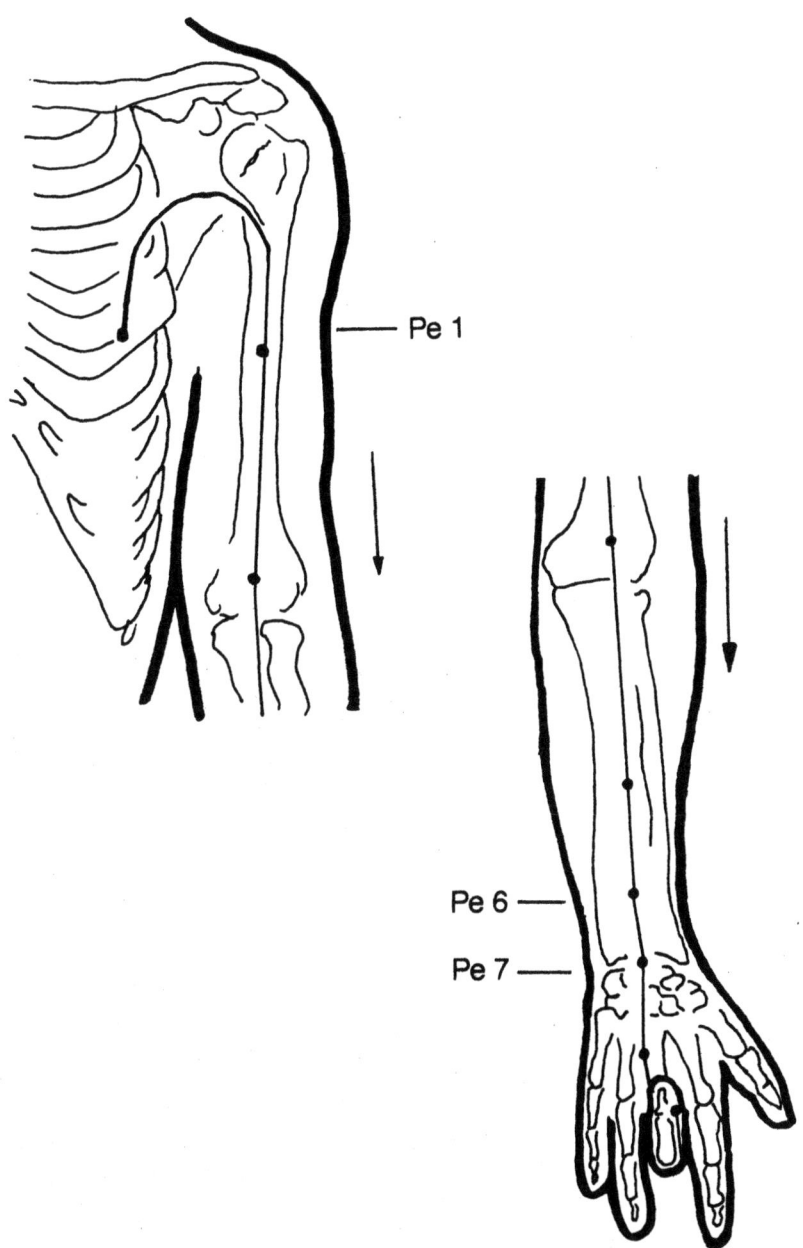

Pe 7 (Große Gruft)
Lokalisation: auf der Handgelenksbeugefalte.
Indikationen: psychische Störungen, Schlaflosigkeit, Epilepsie, Erkrankungen des Handgelenks.

Sanjiao-Meridian (Dreifacherwärmer)

Wichtige Punkte: SJ 4, SJ 15

Der Sanjiao-Meridian ist ein Yang-Meridian.
Verlauf: Er beginnt am zur Elle gehörenden Nagelwinkel des Ringfingers, verläuft über die Rückseite der Hand und des Arms über die Schulter, umkreist die Ohrmuschel und zieht zur Außenseite der Augenbraue. Von der Schulter entspringt der innere Ast und zieht zum Perikard und dann weiter nach unten zum Sanjiao in der Magengegend. Im Gesicht verläuft ein Ast bogenförmig über die Wange und endet unterhalb der Augenhöhle.
Klinische Bedeutung: Antike Quellen beschreiben den Sanjiao als „brennende, erhitzte 3 Höhlen". Da jedoch keine anatomischen Beschreibungen vorliegen, nimmt man an, daß die 3 Körperhöhlen gemeint sind. Der obere „Erwärmer" entspricht dem Thorax und kontrolliert die Atmung, der mittlere „Erwärmer" entspricht der Bauchhöhle und kontrolliert die Verdauungsfunktionen, während der untere „Erwärmer" dem kleinen Becken zugeordnet wird und somit die Urogenitalfunktion beherrscht.
Obwohl das genaue Verständnis der Lokalisation des Sanjiao fehlt, sind dem Meridian genaue physiologische Funktionen und Störungen zugeordnet. Punkte des Sanjiao-Meridians werden bei Schwerhörigkeit, Ohrensausen, Schwindel, Wetterempfindlichkeit, bei gastrointestinalen Störungen wie Obstipation, bei Thorax-, Schulter- und Kopfschmerzen sowie bei Augenerkrankungen ausgewählt.

Bedeutung der ausgewählten Punkte

SJ 4 (Yang-Teich)
Lokalisation: auf der Rückseite des Handgelenks, über dem Gelenkspalt.
Indikationen: „Meisterpunkt" bei vasomotorischen (die Gefäßnerven betreffenden) Kopfschmerzen.

Meridiane und ausgewählte Punkte

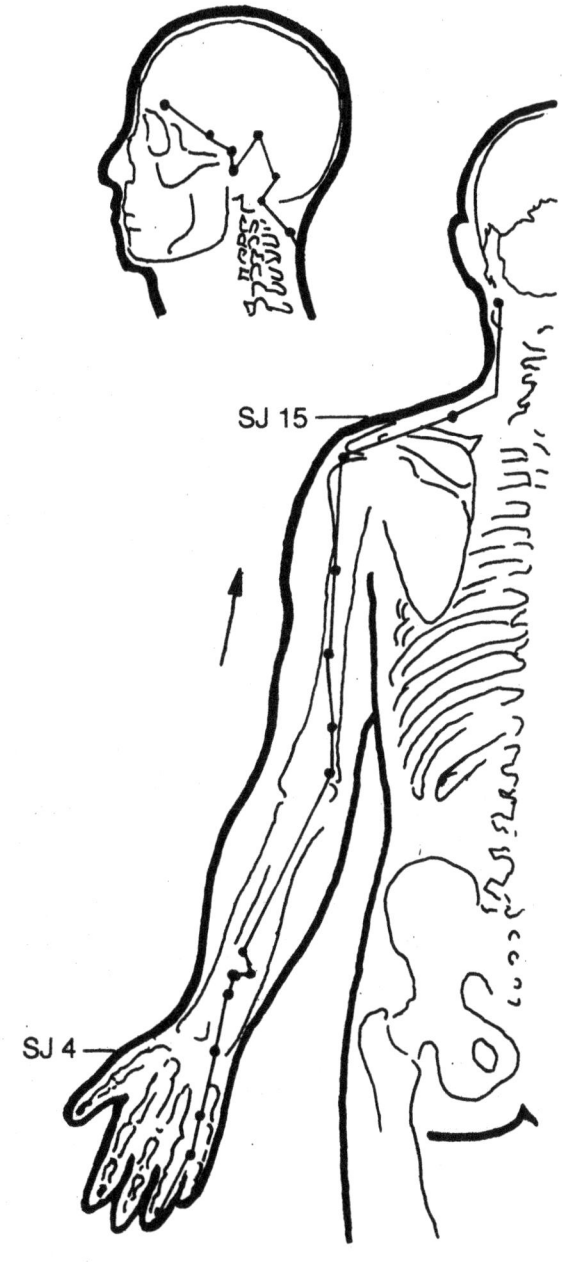

SJ 15 (Himmlischer Knochenspalt)
Lokalisation: auf der Mitte der Linie zwischen Schulterhöhe und dem 7. Halswirbel.
Indikationen: bei Wetterfühligkeit.

Gallenblasenmeridian

Wichtige Punkte: Gb 1, Gb 14, Gb 31, Gb 34, Gb 37, Gb 39

Der Gallenblasenmeridian ist ein Yang-Meridian.
Verlauf: Vom seitlichen Augenwinkel zieht er zum Ohr, umkreist es bis zum Hinterkopf, von hier läuft er zurück zur Stirn und dann parallel der Mittellinie zum Nacken, weiter über die Schulter zur seitlichen Thoraxwand, über den seitlichen Bauch zur äußeren Bein- und Fußseite und endet am seitlichen Nagelwinkel der 4. Zehe.
Klinische Bedeutung: Der Gallenblasenmeridian steht in einer engen funktionellen Beziehung zur Leber. Beide Meridiane beeinflussen Stoffwechselfunktionen und sind für die Zirkulation der Lebensenergie Qi verantwortlich.

Bedeutung der ausgewählten Punkte

Gb 1 (Pupillenknochenspalt)
Lokalisation: 0,5 Cun seitlich des äußeren Augenwinkels.
Indikationen: Stoffwechselpunkt, Klarheit der Augen, strahlende Augen, bei frontalen Kopfschmerzen, Trigeminusneuralgie.

Gb 14 (Weißer Yang)
Lokalisation: beim Blick geradeaus genau über der Pupille, 1 Cun oberhalb der Mitte der Augenbraue.
Indikationen: Stoffwechselpunkt, gewebsverbessernd, bei Augenerkrankungen, Nachtblindheit, frontalen Kopfschmerzen, Trigeminusneuralgie, Stirnhöhlenentzündung.

Gb 31 (Windstadt)
Lokalisation: 7 Cun oberhalb der Gelenkspalte des Knies, auf der äußeren Seite des Oberschenkels.
Indikationen: Akne, nervöse Hauterscheinungen, Allergien, Ekzeme, Neurodermitis, Kreuzschmerzen, Lähmungen, Ischialgien; blutreinigende Wirkung.

Meridiane und ausgewählte Punkte

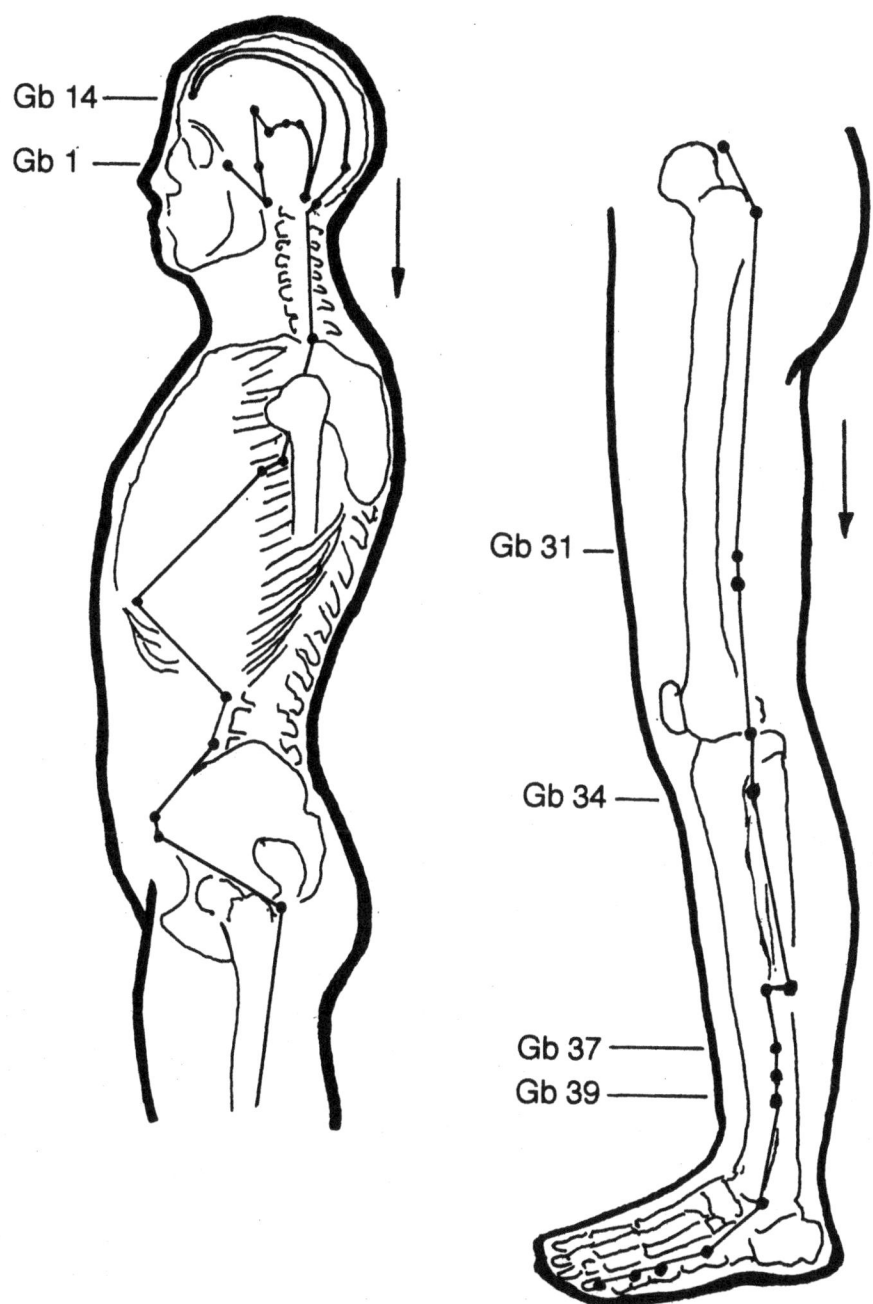

Gb 34 (Yang-Grab-Quelle)
Lokalisation: in der Vertiefung, die bei gebeugtem Knie vor und unter dem Fibulaköpfchen (verdicktes Endstück des Wadenbeins) tastbar ist.
Indikationen: Meisterpunkt für Sehnen und Muskeln; Erkrankungen von Muskeln und Sehnen, Muskeldystrophien, psychische Störungen, Kniegelenkerkrankungen, Gewebsschwäche, Zellulitis.

Gb 37 (Leuchten)
Lokalisation: 5 Cun oberhalb des äußeren Knöchels, am äußeren, verdickten Endstück des Wadenbeins.
Indikationen: Augenerkrankungen, psychische Störungen, Augenbehandlung.

Gb 39 (Aufhängung der Glocke)
Lokalisation: 1 Handbreite oberhalb des Außenknöchels.
Indikationen: Meisterpunkt des Knochemarks, Akne.

Lungenmeridian

Wichtige Punkte: Lu 5, Lu 7

Der Lungenmeridian ist ein Yin-Meridian.
Verlauf: Der Lungenmeridian beginnt an der Schulter und am Oberarm, zieht dann am Unterarm entlang und endet am Daumen mit Lu 11.
Klinische Bedeutung: Hauterkrankungen sowie schmerzhafte Störungen im Verlauf des Meridians, Erkankungen des Rachens und der Nase.

Bedeutung der ausgewählten Punkte

Lu 5 (Teich der Elle)
Lokalisation: auf der Beugefalte des Ellenbogens, seitlich der Bizepssehne.
Indikationen: Hauterkrankungen, Psoriasis, Akne, Allergien, Bindegewebsschwäche, Zellulitis, Arthritis des Ellenbogengelenks, Lähmungen des Arms, Lungenerkrankungen.

Lu 7 (Fehler in der Reihe)
Lokalisation: 1,5 Cun zur Körpermitte hin in der Beugefalte des Handgelenks.
Indikationen: Hauterkrankungen, Akne, Allergien, Verspannungen und Myogelosen (Muskelhartspann) der Nackenmuskulatur, Kopf-, Zahnschmerzen, Gesichtslähmung.

Meridiane und ausgewählte Punkte

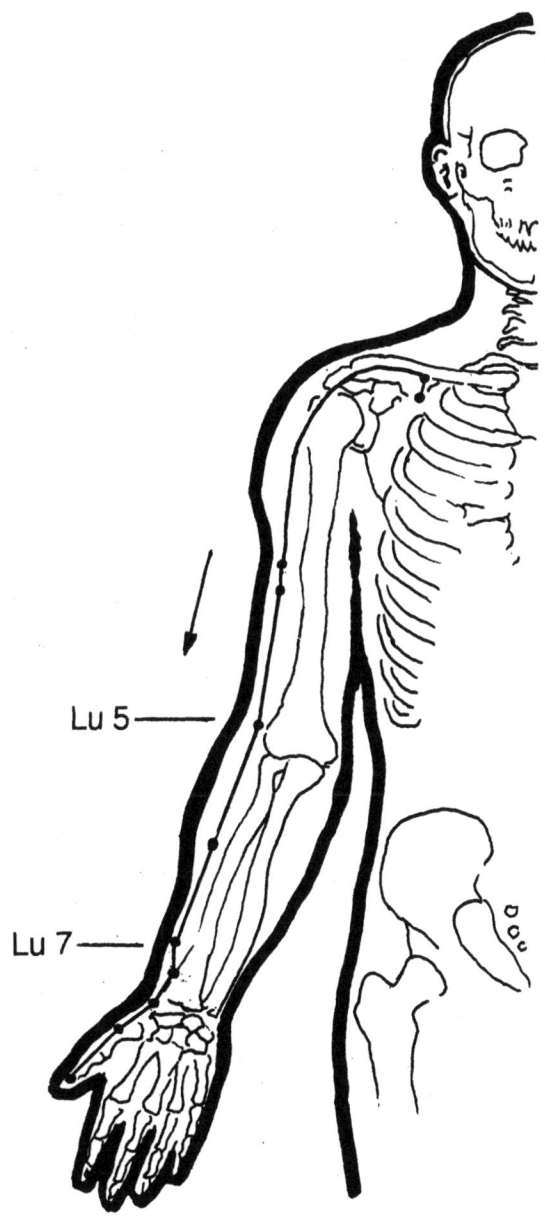

Dickdarmmeridian

Wichtige Punkte: Di 4, Di 11, Di 20

Der Dickdarmmeridian ist ein Yang-Meridian.
Verlauf: Vom zum Daumen zeigenden Nagelwinkel des Zeigefingers zieht der Meridian zur Außenseite des Unterarms, dann zur Speichenseite der Ellenbogenbeugefalte. Über die Außenseite des Oberarms verläuft er weiter zur Schulter, über die seitlich von der Mittellinie des Körpers abgewandte Seite des Halses zum Gesicht und endet seitlich des Nasenflügels.
Klinische Bedeutung: Der Dickdarmmeridian ist mit dem Lungenmeridian gekoppelt und bildet mit diesem eine funktionelle Einheit. Häufig bei Hauterkrankungen.

Bedeutung der wichtigen Punkte

Di 4 (Geschlossenes Tal)
Lokalisation: zwischen Daumen und Zeigefinger an der höchsten Erhebung.
Indikationen: wichtiger Stoffwechsel- und Regulierungspunkt; Akne, Zellulitis, Erkrankungen im Kopfbereich, vor allem im Gesicht, in der Nackengegend und an den Zähnen. Wichtigster schmerzdämmender Punkt!

Di. 11 (Gebogener Graben)
Lokalisation: am Ende der seitlichen Beugefalte des Ellenbogens bei rechtwinkliger Beugung des Unterarms.
Indikationen: Tonisierungspunkt! Sehr häufig gebrauchter Punkt aufgrund seiner homöostatischen und immunstimulierenden Wirkung; bei Hauterkrankungen allgemeiner Art, Akne, Allergie, infketiösen Erkrankungen, Schwächezuständen.

Di 20 (Den Geruch willkommen heißen)
Lokalisation: zwischen Nasenflügel und Nasolabialfalte (Weichteilfalte vom Außenrand des Nasenflügels zum Mundwinkel)
Indikationen: Liftingpunkt für die Nasolabialfalte, Schnupfen, Erkältung, Nasenbluten, Gesichtslähmung, Trigeminusneuralgie, Zahnschmerzen.

Meridiane und ausgewählte Punkte

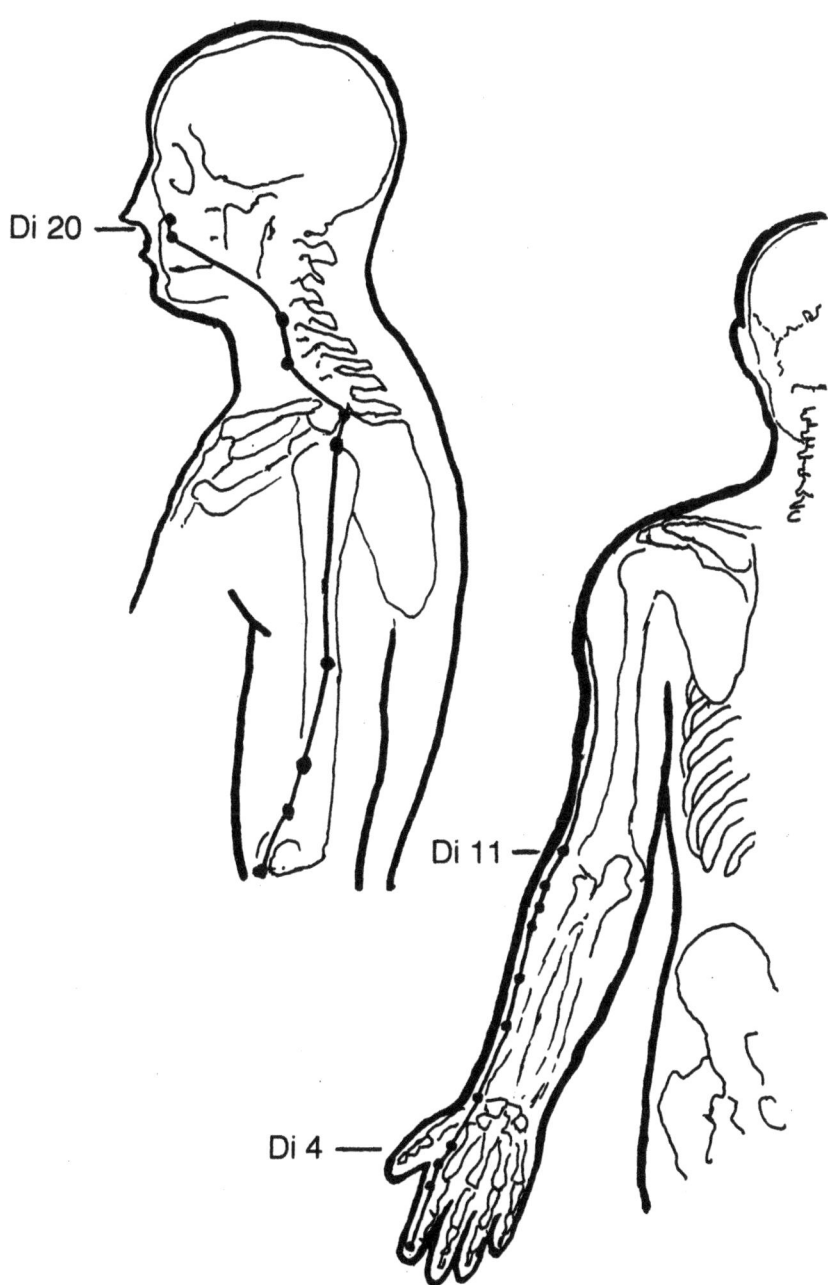

Magenmeridian

Wichtige Punkte: Ma 4, Ma 6, Ma 36, Ma 40, Ma 41

Der Magenmeridian ist ein Yang-Meridian.
Verlauf: Der Meridian beginnt unter der Mitte des Auges mit dem Punkt Ma 1 und verläuft in einem U-förmigen Bogen zur Schläfe zum Punkt Ma 8. Vom Punkt Ma 1 zieht eine innere Verbindung zunächst zur Nasenwurzel (Di 20). Ein weiterer Zweig verläuft vom Punkt Ma 1 zum Gaumen, umkreist die Lippen, verbindet sich mit dem Ren Mai (Konzeptionsgefäß) unterhalb des Mundes und zieht dann zur Wange. Der Magenmeridian verläuft danach über die seitliche Halspartie zum Punkt Ma 12 (Schlüsselbein), dann durch den Thorax zum Magenmund, zur Milz und zur Bauchspeicheldrüse, über den Oberbauch weiter an der Vorderseite des Oberschenkels zur äußeren Seite des Knies bis zum Fußrücken; er endet am Nagelwinkel des 2. Zehs im Punkt Ma 45.
Klinische Bedeutung: Die Punkte im Gesichtsbereich werden für Erkrankungen in diesem Bereich angewendet, z. B. Augen, Gesichtslähmung, Zahnschmerzen, Trigeminusneuralgie. Die anderen Punkte sind für Stoffwechselbeschwerden, z. B. Gastritis, Sodbrenne, übler Mundgeruch, Geschwüre.

Bedeutung der wichtigen Punkte

Ma 4 (Speicher in der Erde)
Lokalisation: am seitlichen Ende des Mundwinkels.
Indikationen: Mundwinkellifting, Stoffwechselpunkt, Trigeminusneuralgie, Gesichtslähmung, Erkrankungen im Oberkiefer, Nebenhöhlenentzündung.
Ma 6 (Wangenmechanik)
Lokalisation: am höchsten Punkt des Kaumuskels bei geschlossenem Kiefer.
Indikationen: Stoffwechselpunkt, zur Unterstützung der Wangenmechanik, -muskulatur, Trigeminusneuralgie, Zahnschmerzen, Gesichtslähmung.
Ma 36 (Drei Meilen am Fuß)
Lokalisation: 3 Cun unterhalb vom Kniegelenkspalt.
Indikationen: allgemeiner Tonisierungspunkt; Zellulitis, Akne, Parese der Beine (motorische Schwäche, Lähmung).

Meridiane und ausgewählte Punkte

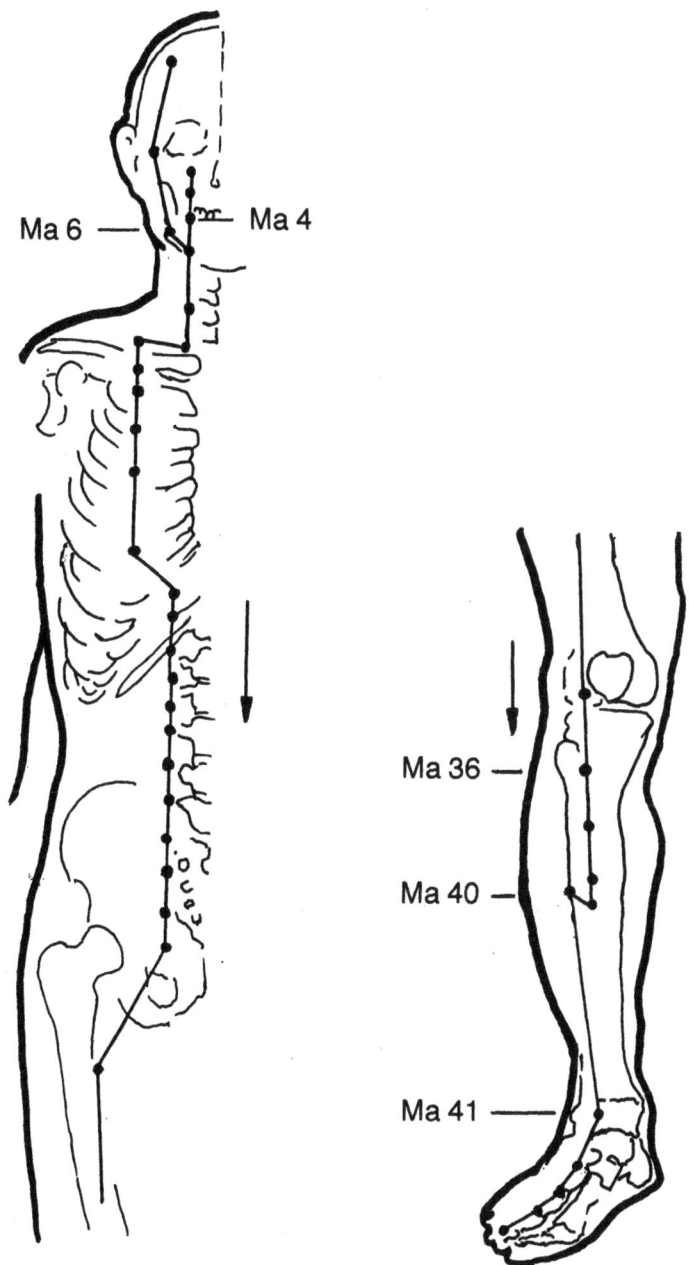

Ma 40 (Aufblühend)
Lokalisation: 5 Cun unterhalb von Ma 36
Indikationen: wichtiger Stoffwechselpunkt; Bronchitis, Asthma, Magen-Darm-Erkrankungen.
Ma 41 (Löst den Krampf)
Lokalisation: auf dem oberen Sprunggelenk.
Indikationen: staulösend, Zellulitis, Depressionen, Kopfschmerzen, Obstipation.

Milz-Pankreas-Meridian

Wichtige Punkte: MP 1, MP 5, MP 6, MP 9, MP 10

Der Milz-Pankreas-Meridian ist ein Yin-Meridian.
Verlauf: Er beginnt am Nagelwinkel an der Innenseite der Großzehe, zieht an der Innenseite des Fußes zur Innenseite des Unter- und Oberschenkels, dann weiter zur Außenseite des Oberbauchs. Von hier läuft eine innere Verbindung zu Milz und Pankreas (Bauchspeicheldrüse), dann weiter zum Magen, zur Speiseröhre und bis zum Zungengrund. Im Thoraxbereich gibt es nach traditioneller Vorstellung auch eine innere Verbindung zum Herz.
Der oberflächliche Verlauf geht vom Oberbauch zur Außenseite des Thorax und biegt dann nach unten ab, er endet im 6. Zwischenrippenraum mit dem Punkt MP 21.
Klinische Bedeutung: Der Meridian umfaßt die Funktionen des Pankreas und der Milz. Nach der traditionellen Vorstellung wird die Wasser- und Blutverteilung reguliert, ein Einfluß auf die Muskulatur des Skelettsystems ausgeübt und die Lippen und Zunge „ernährt".
Punkte des Milz-Pankreas-Meridians sind bei Erkrankungen der Haut, des Verdauungssystems und bei urogenitalen Erkrankungen indiziert.

Bedeutung der wichtigen Punkte

MP 1 (Verborgenes Weiß)
Lokalisation: 3 mm an der Innenseite des Nagelwinkels der Großzehe.
Indikationen: wirkungsvoller Tonisierungspunkt in Verbindung mit Ma 36 und MP 6. Bei Zellulitis, Erschöpfungszuständen, Müdigkeit, Ohnmacht, Kollaps, Übelkeit, abdominellen Schmerzen und Krämpfen.

Meridiane und ausgewählte Punkte

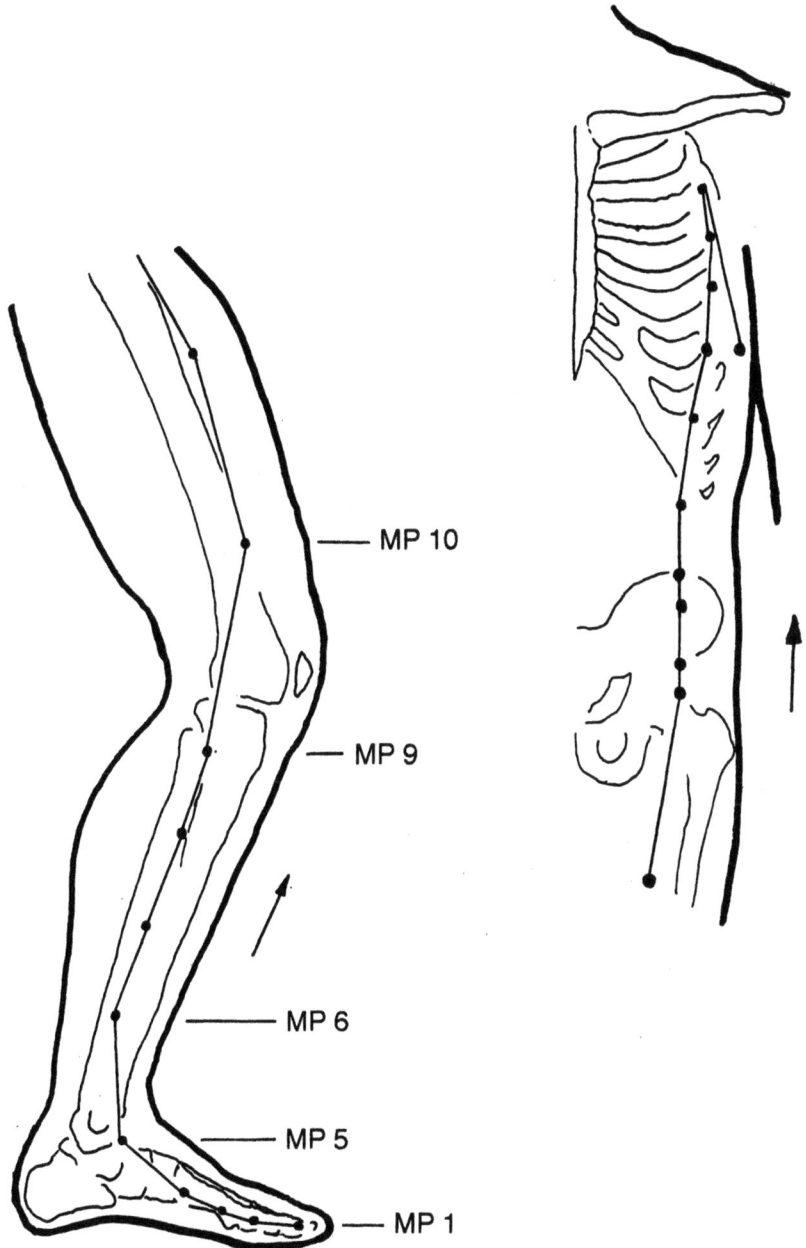

MP 5 (Sedierungspunkt)
Lokalisation: am Schnittpunkt der Linien, die von der unteren und vorderen Seite des inneren Fußknöchels gezogen werden.
Indikationen: Meisterpunkt des Bindegewebes, Arthritis, Verstopfung, Zellulitis.

MP 6 (Tonisierungspunk)
Lokalisation: an der Innenseite des Unterschenkels.
Indikationen: wichtiger Stoffwechsel- und Tonisierungspunkt; bei chronischer Müdigkeit, Hauterkrankungen, Akne, Allergien, Zellulitis, durchblutungsfördernd.

MP 9 (Quelle am Yin-Grabhügel)
Lokalisation: an der Innenseite des Beins, unterhalb des Kniegelenks.
Indikationen: Bauchschmerzen, Ödeme, Bettnässen, Menstruationsstörungen.

MP 10 (Meer des Blutes)
Lokalisation: 2 Cun oberhalb der Oberkante der Kniescheibe.
Indikationen: wichtiger immunstimulierender Punkt. Hauterkrankungen, Allergien, Akne, Zellulitis, Infektionserkrankungen, Bluterkrankungen, reinigt das Blut.

Lebermeridian

Wichtige Punkte: Le 2, Le 3, Le 5, Le 8, Le 13

Der Lebermeridian ist ein Yin-Meridian.
Verlauf: Er beginnt an der Innenseite des großen Zehs, verläuft über den Fußspann, an der Innenseite des Unter- und Oberschenkels entlang, umkreist die Geschlechtsorgane, zieht über die Rippen und endet unter der Brustwarze.
Klinische Bedeutung: Behandlung der Augen und der Migräne, Störungen des Leberstoffwechsels, Schmerzen am Brustkorb und im Rücken, Menstruationsstörungen und Depressionen.

Bedeutung der wichtigen Punkte

Le 2 (Zwischenraum)
Indikationen: Menstruationsstörungen, starke Menstruationsblutungen, Harnröhrenentzündung, Bluthochdruck, Schlaflosigkeit, rote, entzündete Augen, Nachtschweiß, Kopfschmerzen.

Meridiane und ausgewählte Punkte

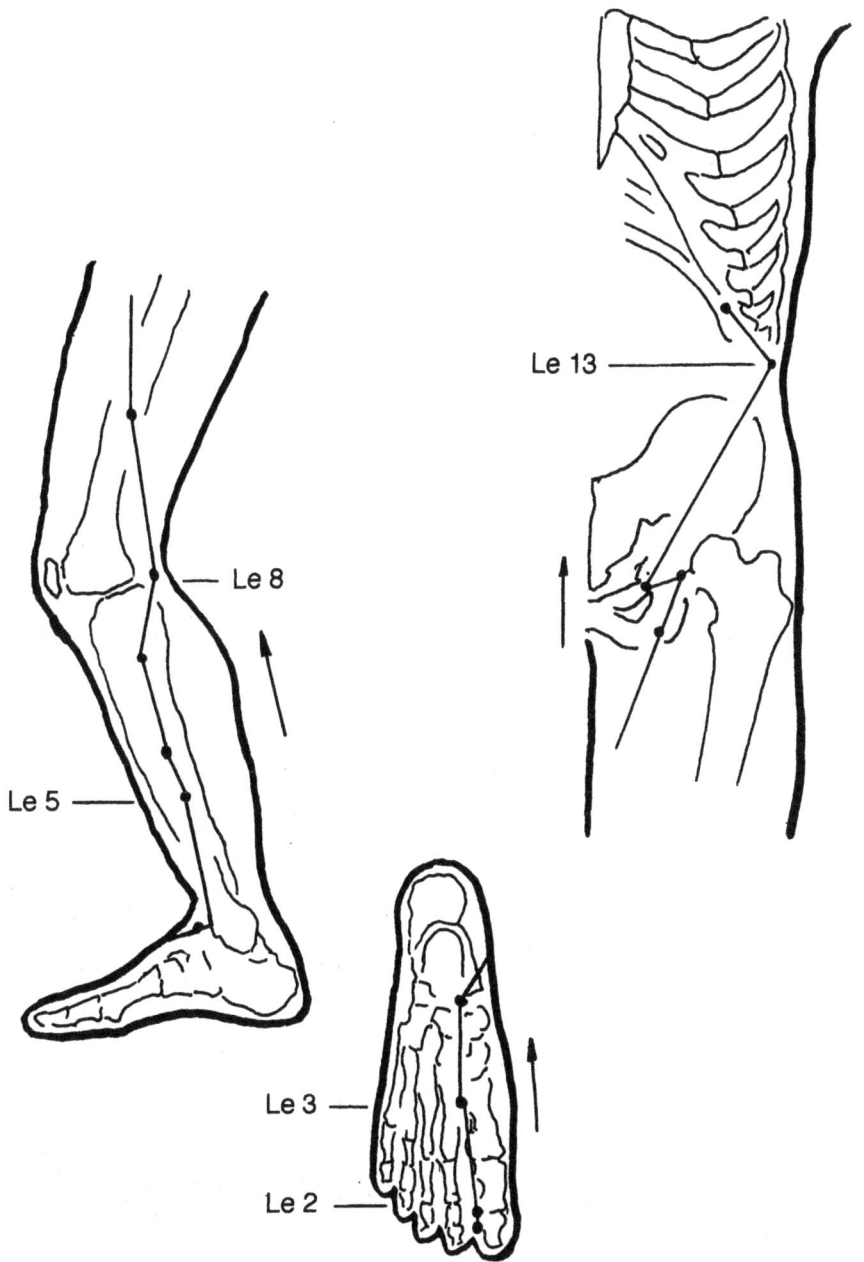

Le 3 (Großer Impuls)
Indikationen: Leber- und Gallenerkrankungen, Epilepsie, Bluthochdruck, Bauchschmerzen, Augenerkrankungen.
Le 5 (Muschelrinne)
Indikationen: Störung der Harnentleerung, Unterschenkelschmerzen, Menstruationsstörungen, Kolik.
Le 8 (Gebogene Quelle)
Indikationen: Harnwegsinfekte, Erkrankungen im Bereich der Kniegelenke, Impotenz.
Le 13 (Abschnittstor)
Indikationen: Leber- und Gallenblasenerkrankungen, Verdauungsstörungen, Stoffwechselerkrankungen.

Nierenmeridian

Wichtige Punkte: Ni 1, Ni 3, Ni 6, Ni 7

Der Nierenmeridian ist ein Yin-Meridian.
Verlauf: Von der Fußsohle zieht er entlang des inneren Knöchels zur Innenseite des Beins, aufwärts zum Bauch und endet an der Schlüsselbeingrube.
Klinische Bedeutung: Erkrankungen des Urogenitaltrakts, Gleichgewichtsstörungen und Störungen der Flüssigkeitsbilanz, Schmerzen entlang des Meridians, Muskelschwäche der Beine.

Bedeutung der wichtigen Punkte

Ni 1 (Sprudelnde Quelle)
Indikationen: Notfallpunkt bei epileptischen Anfällen, Sonnenstich, Hysterie, Ohnmacht, Anfällen von Manie; Schmerzen an der Schädeldecke, Halsschmerzen, Nackensteifigkeit.
Ni 3 (Großer Canyon)
Indikationen: Nieren- und Blasenentzündung, Bettnässen, Menstruationsstörungen, Impotenz, Rückenschmerzen.
Ni 6 (Leuchtmeer)
Indikationen: Erkrankungen im Bereich der Füße und des Sprunggelenks, Nervenschwäche, Halsschmerzen, Mandelentzündung.
Ni 7 (Erneutes Fließen)
Indikationen: Nieren- und Hodenentzündung, Nachtschweiß, Blähungen.

Meridiane und ausgewählte Punkte

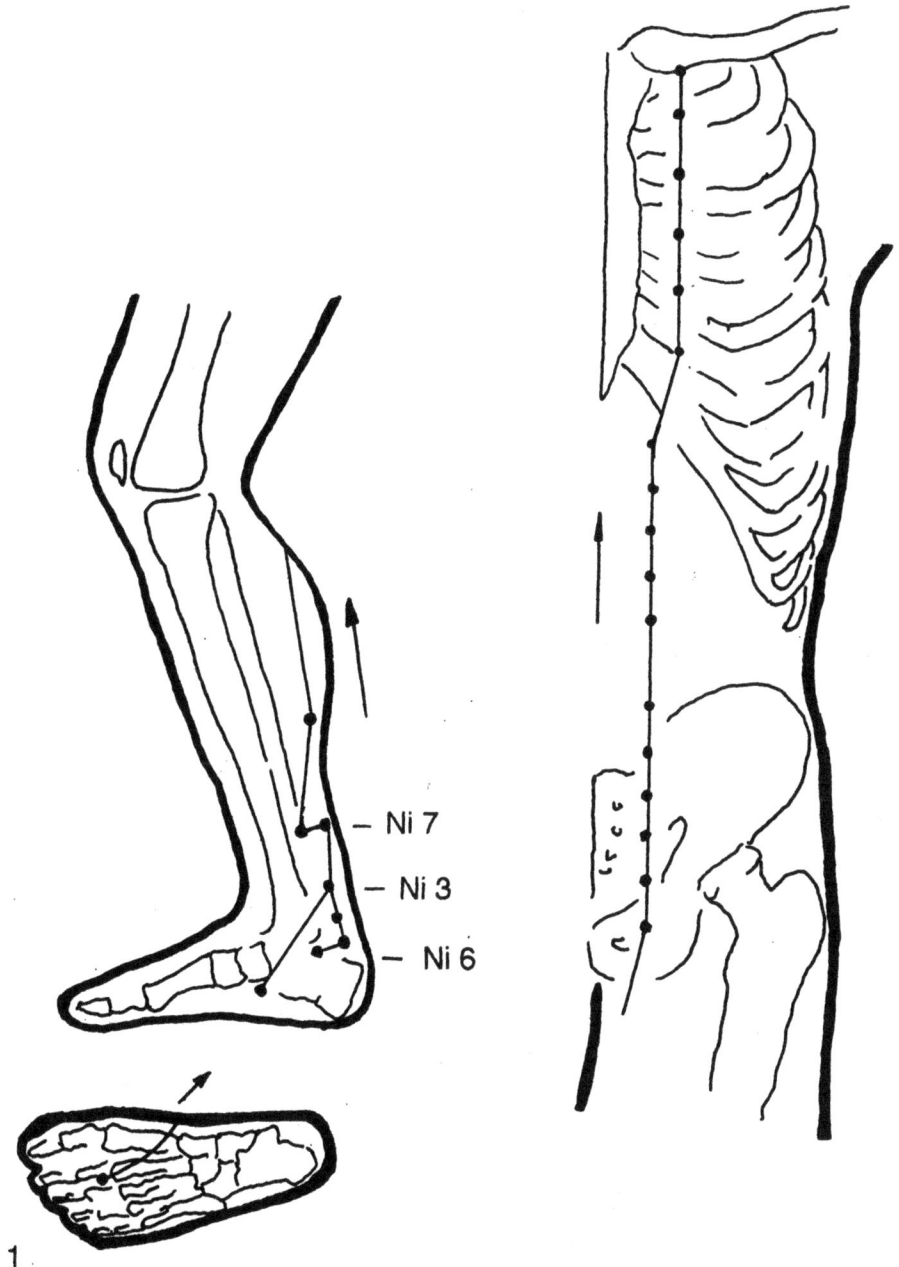

Ren Mai (Konzeptionsgefäß)

Wichtige Punkte: Ren 6, Ren 24

Der Ren-Meridian wird in der deutschsprachigen Literatur als Konzeptionsgefäß bezeichnet. Er ist wie der Du-Meridian (Lenkergefäß) keinem inneren Organ direkt verbunden, hat jedoch eine Kontrollfunktion über die 6 Yin-Meridiane sowie einiger frontal gelegener Alarmpunkte verschiedener innerer Organe. Aufgrund seines Einflusses auf die Genitalorgane wird er Konzeptionsgefäß genannt.
Verlauf: Der Ren-Meridian beginnt am Perineum (Damm), verläuft in der vorderen Mittellinie über Oberbauch und Thorax und endet unter dem Mund.
Klinische Bedeutung: Als den 6 Yin-Organen übergeordneter Meridian haben die Punkte des Ren Mai eine koordinierende Wirkung auf Erkrankungen der Yin-Organe des Bauchraums mit Eingeweiden (nämlich Milz, Bauchspeicheldrüse, Leber und Niere) sowie des Thorax (Lunge und Herz). Erkrankungen mit urogenitalen, gastrointestinalen Ursachen, bei Herz- und Lungenerkrankungen, Erschöpfungszuständen (Ren 6).
Bedeutung der wichtigen Punkte

Ren 6 (Meer der Lebensenergie)
Lokalisation: 1,5 Cun unterhalb des Nabels.
Indikationen: wirkungsvoller Tonisierungspunkt; bei Zellulitis, chronischer Müdigkeit, Hypotonie, Gewichtsreduktion.
Ren 24 (Brei empfangen)
Lokalisation: in der Grube auf der Mitte zwischen Unterlippe und Kinnspitze.
Indikationen: Konzentrationspunkt; Trigeminusneuralgie, Gesichtsnervenlähmung, Zahnschmerzen.

Du Mai (Lenkergefäß)

Wichtige Punkte: Du 20, Du 23, Du 24, Du 26

Dieser Meridian wird auch Du, Lenkergefäß oder Gouverneurgefäß genannt. Du bedeutet regieren oder lenken. Mit dem Ren-Meridian und den 12 Hauptmeridianen zählt er zu den 14 Meridianen.

Meridiane und ausgewählte Punkte

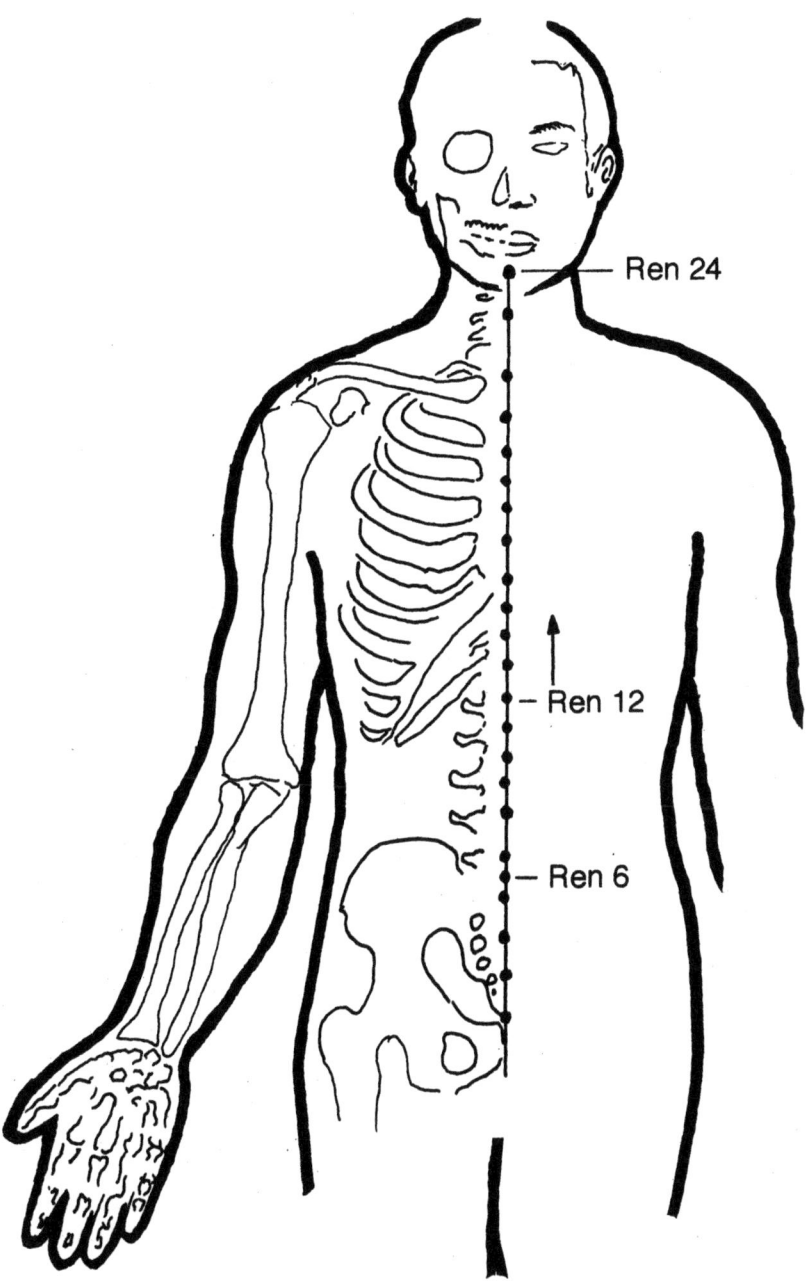

Dem Du-Meridian ist kein Organ zugeordnet, jedoch besteht eine enge Beziehung zum Zentralnervensystem. Nach der traditionellen Vorstellung wird er als Lenker aller 6 Yang-Meridiane betrachtet und hat eine wichtige übergeordnete Rolle. Der Du Mai hat einen ausgeprägten Einfluß auf die Funktionen des Zentralnervensystems, besonders auf psychische Funktionen.

Verlauf: Der Du Mai beginnt am Steißbein und zieht in der rückwärtigen Mittellinie über die Dornfortsätze zum Nacken, dann über die Mittellinie des Schädels zur Stirn und Nase und endet unter der Oberlippe im Mund.

Klinische Bedeutung: Den 6 Yang-Meridianen übergeordnet, hat er eine wichtige koordinierende und harmonisierende Wirkung auf alle Körperregionen und Organe. Der Punkt Du 20, auf dem Schädeldach gelegen, ist der bedeutendste übergeordnete Punkt und spielt deshalb eine eminent wichtige Rolle. Er kann somit bei jeder Behandlung gegeben werden.

Bedeutung der wichtigen Punkte

Du 20 (Hundert Zusamenkünfte)
Lokalisation: 7 Cun oberhalb der Nackenhaarlinie; 5 Cun hinter der Stirnhaargrenze.
Indikationen: psychisch stark wirksamer Punkt, allgemeine sedierende und ausgleichende Wirkung; bei Kopfschmerzen, Schlaganfall, Gedächtnisstörung. Dieser Punkt kann bei der Akupunkturbehandlung wegen seiner allgemeinen psychischen und koordinierenden Wirkungen gegeben werden. Nicht manuell stimulieren!

Du 23 (Oberer Stern)
Lokalisation: 1 Cun oberhalb der Stirnhaargrenze; 4 Cun oberhalb der Augenbraue.
Indikationen: „Schönheitspunkt"; frontale Kopfschmerzen, Erkältung, Schlaflosigkeit, Angstzustände, psychische Störungen, Rhinitis, Nebenhöhlenentzündung.

Du 24 (Hof des Geistes)
Lokalisation: 0,5 Cun oberhalb der Stirnhaargrenze.
Indikationen: frontale Kopfschmerzen, Schwindel, Schlafstörungen, psychische Störungen, Rhinitis, Nebenhöhlenentzündung.

Du 26 (Mitte der Oberlippe)
Lokalisation: in der Mitte zwischen Nase und Oberlippe.
Indikationen: einer der wichtigsten Punkte des Du Mai, auch als Hungerpunkt (bei zuviel Appetit) wirksam; bei akuten Notfällen wie Kollaps, Schock sofortige Wirkung. Auch manuell zu stimulieren.

Meridiane und ausgewählte Punkte

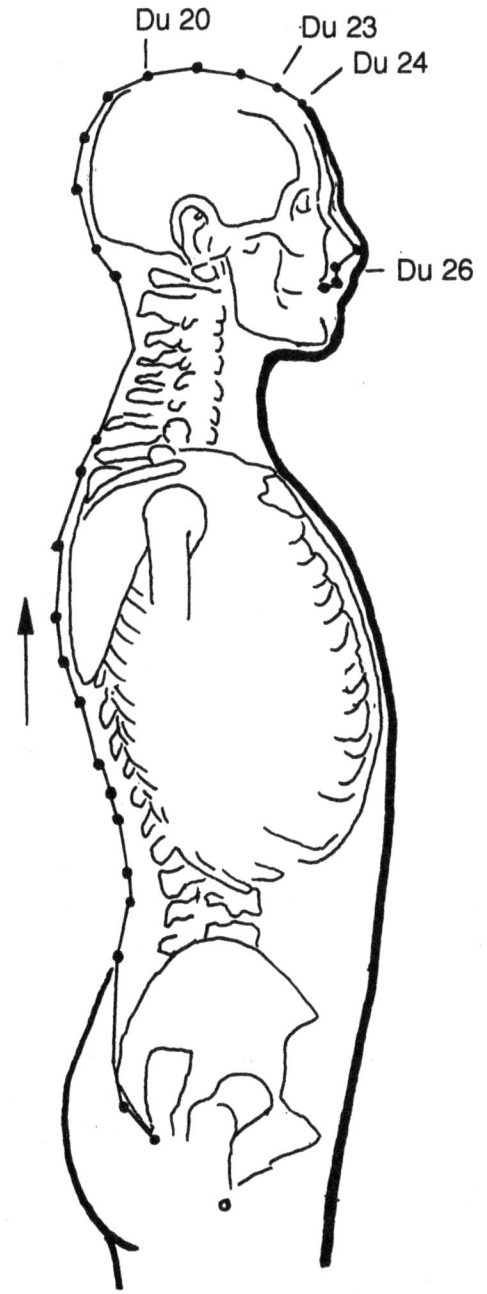

Extrapunkte

Wichtige Punkte: Ex 1, Ex 2, Ex 3, Ex 4, Ex 5

Nach den 361 klassischen Akupunkturpunkten, die auf den 14 Meridianen liegen, wurden nach Abschluß der Systematisierung der Punkte in China neue Punkte entdeckt. Diese Punkte werden auch *Punkte außerhalb der Meridiane* (P.a.M.) oder *Neupunkte* (NP) genannt. Jeder Punkt hat einen chinesischen Namen, der meist Aufschluß über die Lokalisation oder die Funktion der Punkte gibt, z. B. Extra 2 = Schläfe, Extra 8 = ruhiger Schlaf usw.

Bedeutung der wichtigen Punkte

Ex 1 (Stempelhalle)
Lokalisation: zwischen den Augenbrauen in der Mittellinie an der Nasenwurzel.
Indikationen: zur Vitalisierung und Straffung des Stirn- und Augenbereichs, Kopfschmerzen, Augenerkrankungen, Schnupfen, Stirnhöhlenentzündung.
Ex 2 (Schläfe)
Lokalisation: in der Verlängerung der Augenbraue und des Unterlids nach seitlich, am Schnittpunkt der 2 Linien, am seitlichen Augenhöhlenrand.
Indikationen: Straffungspunkt der Schläfe, bei Tränensäcken, müden Augen, geschwollenen Augen, Migräne, Kopfschmerzen, Augenerkrankungen, Trigeminusneuralgie, Zahnschmerzen, Gesichtslähmung.
Ex 3 (Fischrücken)
Lokalisation: in der Mitte der Augenbraue senkrecht oberhalb der Pupille.
Indikationen: Straffungspunkt für Stirn- und Augenbereich, Kopfschmerzen, Augenerkrankungen, Stirnhöhlenentzündung.
Ex 4 (Hinter dem Augenball)
Lokalisation: am seitlichen unteren Augenhöhlenrand.
Indikationen: bei Tränensäcken, zur Straffung des Augenbereichs, bei müden, geschwollenen Augen, Kopfschmerzen, Augenerkrankungen.
Ex 5
Lokalisation: etwa 2 cm seitlich unterhalb des Unterlippenrands am Kinn, 1 Cun seitlich von Ren 24.
Indikationen: zur Vitalisierung des Kinnbereichs, Gesichtslähmung, Trigeminusneuralgie, Zahnschmerzen.

Lasertherapie in der Heilpraxis mit Naturkosmetikstudio

Facelifting – Gesichtspunkte

Du 20 Punkt des Du-Mai-Meridians
Psychisch stark wirkender Punkt, allgemeine sedierende und ausgleichende Wirkung.
Bestrahlung mit dem Laser 15–30 Sekunden.
Du 23 Punkt des Du-Mai-Meridians – Schönheitspunkt
Bestrahlung mit dem Laser 15–30 Sekunden.
Du 24 Punkt des Du-Mai-Meridians
Bestrahlung mit dem Laser 15–30 Sekunden.
Gb 14 Punkt des Gallenblasenmeridians (Yang-Meridian)
Bestrahlung mit dem Laser 15–30 Sekunden beidseitig.
Ex 1 Extrapunkt (Punkt außerhalb der Meridiane)
Bestrahlung mit dem Laser 15–30 Sekunden beidseitig.
Bl 1 Punkt des Blasenmeridians (Yang-Merdidian)
Bestrahlung mit dem Laser 15–30 Sekunden beidseitig.
Bl 2 Punkt des Blasenmeridians
Bestrahlung mit dem Laser 15–30 Sekunden beidseitig.
Ex 3 Extrapunkt
Bestrahlung mit dem Laser 15–30 Sekunden beidseitig.
Ex 2 Extrapunkt
Bestrahlung mit dem Laser 15–30 Sekunden beidseitig.
Ex 4 Extrapunkt
Bestrahlung mit dem Laser 15–30 Sekunden beidseitig.
Gb 1 Punkt des Gallenblasenmeridians
Bestrahlung mit dem Laser 15–30 Sekunden beidseitig.
Dü 19 Punkt des Dünndarmmeridians (Yang-Meridian)

Bestrahlung mit dem Laser 15–30 Sekunden beidseitig.
Dü 18 Punkt des Dünndarmmeridians
Bestrahlung mit dem Laser 15–30 Sekunden beidseitig.
Ma 6 Punkt des Magenmeridians (Yang-Meridian)
Bestrahlung mit dem Laser 15–30 Sekunden beidseitig.
Di 20 Punkt des Dickdarmmeridians (Yang-Meridian)
Bestrahlung mit dem Laser 15–30 Sekunden beidseitig.
Du 26 Appetithemmender Punkt
Bestrahlung mit dem Laser 15–30 Sekunden
Bestrahlung mit dem IRS 100 (Infrarotwärme) 2mal 2 Sekunden
Ma 4 Punkt des Magenmeridians
Bestrahlung mit dem Laser 15–30 Sekunden beidseitig.
Ren 24 (KG 24) Punkt des Ren-Mai-Meridians (Konzeptionsgefäß)
Bestrahlung mit dem Laser 15–30 Sekunden.
Ex 5 Extrapunkt
Bestrahlung mit dem Laser 15–30 Sekunden beidseitig.

Facelifting – Armpunkte Innenseite

Lu 5 Punkt des Lungenmeridians (Yin-Meridian)
Bestrahlung mit dem Laser 15–30 Sekunden beidseitig.
Bestrahlung mit dem IRS 100 (Infrarotwärme) 2–3 Sekunden beidseitig.
He 3 Punkt des Herzmeridians (Yin-Meridian)
Bestrahlung mit dem Laser 15–30 Sekunden beidseitig.
Bestrahlung mit dem IRS 100 (Infrarotwärme) 2–3 Sekunden beidseitig.

Facelifting – Armpunkte Außenseite

Di 4 Punkt des Dickdarmmeridians (Yang-Meridian)
Dieser Punkt kann bei jeder Behandlung gegeben werden.
Bestrahlung mit dem Laser 15–30 Sekunden beidseitig.
Bestrahlung mit dem IRS 100 (Infrarotwärme) 2mal 2–3 Sekunden beidseitig.
Di 11
Bestrahlung mit dem Laser 15–30 Sekunden beidseitig.
Bestrahlung mit dem IRS 100 (Infrarot-Applikator) 2–3 Sekunden beidseitig.

Akne, Zellulitis – Armpunkte Außenseite

Di 4
Bestrahlung mit dem Laser 15–30 Sekunden beidseitig.
Di 11
Bestrahlung mit dem Laser 15–30 Sekunden beidseitig.

Akne, Zellulitis – Armpunkte Innenseite

Lu 5 Punkt des Lungenmeridians (Yin-Meridian)
Bestrahlung mit dem Laser 15–30 Sekunden beidseitig.
Bestrahlung mit dem IRS (Infrarot-Wärme) 2mal 2–3 Sekunden beidseitig.
Lu 7
Bestrahlung mit dem Laser 15–30 Sekunden beidseitig.
Bestrahlung mit dem IRS 100 (Infrarotwärme) 2mal 2–3 Sekunden beidseitig.

Akne, Zellulitis – Beinpunkte Innenseite

MP 10 Punkt des Milz-Pankreas-Meridians (Yin-Meridian)
Bestrahlung mit dem Laser 15–30 Sekunden beidseitig.
Bestrahlung mit dem IRS 100 (Infrarotwärme) 2mal 2–3 Sekunden beidseitig.
MP 9
Bestrahlung mit dem Laser 15–30 Sekunden beidseitig.
Bestrahlung mit dem IRS 100 (Infrarotwärme) 2mal 2–3 Sekunden beidseitig.
MP 6
Bestrahlung mit dem Laser 15–30 Sekunden beidseitig.
Bestrahlung mit dem IRS 100 (Infrarotwärme) 2mal 2–3 Sekunden beidseitig.
MP 5
Bestrahlung mit dem Laser 15–30 Sekunden beidseitig.
Bestrahlung mit dem IRS 100 (Infrarotwärime) 2mal 2–3 Sekunden beidseitig.

Akne, Zellulitis – Beinpunkte Innenseite

MP 1 Punkt des Milz-Pankreas-Meridians
Bestrahlung mit dem Laser 15–30 Sekunden beidseitig.
Bestrahlung mit dem IRS 100 (Infrarotwärme) 2mal 2–3 Sekunden.

Akne, Zellulitis – Beinpunkte Vorderseite

Ma 36 Punkt des Magenmeridians (Yang-Meridian)
Bestrahlung mit dem Laser 15–30 Sekunden beidseitig.
Bestrahlung mit dem IRS 100 (Infrarotwärme) 2mal 2–3 Sekunden beidseitig.
Ma 40
Bestrahlung mit dem Laser 15–30 Sekunden beidseitig.
Bestrahlung mit dem IRS 100 (Infrarotwärme) 2mal 2–3 Sekunden beidseitig.
Ma 41
Bestrahlung mit dem Laser 15–30 Sekunden beidseitig.
Bestrahlung mit dem IRS 100 (Infrarotwärme) 2mal 2–3 Sekunden beidseitig.
Wichtiger Zusatzpunkt:
Ren 6
Bestrahlung mit dem Laser 15–30 Sekunden.

Zusatzpunkte Arm Innenseite

He 1 (Punkt des Herzmeridians)
Durchblutung von Armen und Beinen, bei übermäßigem Schwitzen, wirkt ausgleichend.
Lokalisation: in der Mitte der Achselhöhle.
He 3
Punkt der Lebensfreude und des psychischen Ausgleichs.
Lokalisation: auf der Ulnarseite ((---??---)) des Ellenbogens, am Ende der Beugefalte.
He 7
Sedierungspunkt; zur psychischen Beruhigung, bei Schlaflosigkeit, Angstzuständen.

Lokalisation: auf der Beugefalte des Handgelenks.
He 9
Tonisierungspunkt; bei Kreislaufschwäche, psychischen Störungen.
Lokalisation: am radialen Nagelwinkel des kleinen Fingers (innen).
Pe 6 (Punkt des Perikardmeridians)
Bei psychischen Störungen, vegetativer Dystonie, Nervosität.
Lokalisation: 2,5 Querfinger unterhalb der Handgelenksfalte.
Pe 7
Sedierungspunkt; bei psychischen Störungen, Schlaflosigkeit.
Lokalisation: in der Mitte der Handgelenksbeugefalte.
Bestrahlung mit dem Laser jeweile 15–30 Sekundne.

Zusatzpunkte Beine Außenseite

Gb 31 (Punkt des Gallenblasenmeridians)
Bei Neurodermitis, nervösen Hauterschei.nungen.
Lokalisation: seitlich des Oberschenkels, etwa 1 Handbreit oberhalb der Gelenkspalte des Knies.
Gb 34
Meisterpunkt der Sehnen und Muskeln, bei Muskeldystrophien.
Lokalisation: am Schnittpunkt der Linien von der unteren und vorderen Begrenzung des Wadenbeinköpfchens.
Gb 37
Bei Augenerkrankungen, psychischen Störungen.
Lokalisation: am Vorderrand des Wadenbeinköpfchens, 1 Daumenbreite oberhalb von Gb 38.
Gb 38
Sedierungspunkt
Lokalisation: 1 Daumenbreite oberhalb von Gb 39.
Gb 39
Meisterpunkt für Knochenmark.
Lokalisation: 1 Handbreit oberhalb des Außenknöchels hinter dem Wadenbein.
Bl 62
Bei psychischen Störungen, Suchterkrankungen, wirkt beruhigend.
Lokalisation: 1/2 Daumenbreite unterhalb des Außenknöchels.

Gewichtsabnahme

Akupunktur reguliert das Verlangen nach Nahrungsaufnahme und hat so bei übermäßiger Eßlust eine appetitzügelnde Wirkung. Nach traditionellen Kriterien findet man bei zu vermehrter Eßlust neigenden Personen immer Schwächezustände einzelner Organsysteme, am häufigsten des Magen-Milz-Bauchspeicheldrüsen-Systems oder auch der Nieren. Der übermäßige Hunger ist z. B. Ausdruck einer Schwäche des Milz-Pankreas-Meridians oder des Magenmeridians. Deshalb ist eine kombinierte Laser-/Infrarotwärme-Behandlung zur Gewichtsabnahme zu empfehlen.

Am wirkungsvollsten ist diese Behandlung, wenn sie mit einer Fastenkur von 1–2 Wochen begonnen wird. In dieser Zeit sollte die betreffende Person 3–4 l Flüssigkeit (Mineralwasser, Kräutertees) täglich zu sich nehmen. Nach Ende der Fastentage kann sie ihre Ernährungsgewohnheiten leichter umstellen. Eine individuelle Ernährungsberatung ist für den langfristigen Erfolg der Behandlung unerläßlich.

Die Akupunkturbehandlung sollte mindestens 2- bis 3mal in der Woche durchgeführt werden, für insgesamt 8- bis 10mal. Die spezifischen Punkte der Ohrakupunktur sind besonders wirkungsvoll.

Vorgehensweise

Die Behandlung im *Ohr* kann mit Laser durchgeführt werden. Die empfohlenen Punkte (Areale) werden je 30 Sekunden bei einem Laser mit einer Ausgangsleistung von 2 mW bestrahlt. Bei einem Laser mit stärkerer Ausgangsleistung (ab 5 mW) reichen 15 Sekunden pro Punkt.

Folgende Ohrpunkte werden empfohlen: 55 Shenmen, 87 Magen, 84 Mund, 5 Punkt der Freude (physische Stimulation), 22 Aggressionspunkt (psychischer Ausgleich).

Danach – sofern vorhanden – Infrarotwärme (IRS 100) mit je 2–3 Sekunden/Punkt.

Folgende *Körperpunkte* werden empfohlen:
Du 20 (Du-Mai-Meridian), Du 26, He 7 (Herzmeridian), Pe 6 (Perikardmeridian), Di 4 (Dickdarmmeridian), Ren 12 (Ren-Meridian), Ma 36 (Magenmeridian).

Gewichtsabnahme

Fallbeschreibung

Die 48jährige Sekretärin aus F. litt an Übergewicht und war deprimiert. Was hatte sie in den vergangenen Jahren nicht alles getan, um ihre Pfunde loszuwerden: gefastet, gejoggt, eine Diät nach der anderen ausprobiert – vergebens. Die Fettpolster blieben, Kummerspeck durch Partnerprobleme kamen noch dazu. Denn frustriert über den Mißerfolg ihrer Abmagerungsaktivitäten griff die schwergewichtige Sekretärin, die bei 165 cm Körpergröße gut 85 kg auf die Waage brachte, pausenlos zu Naschereien. Dann hörte sie von meiner Laserakupunktur, bei der neben dem Infrarot-Punktlaser auch noch ein Helium-Neon-Laser zur Flächenbestrahlung eingesetzt wird.

5 kg Gewichtsreduktion bei 10 Anwendungen in 3 Wochen waren das „erleichternde" Ergebnis, das – nach einer Pause – durch eine 2. Behandlung insgesamt auf 12 kg minus verbessert werden konnte. Und das alles ohne Hungern.

Aus eigener Erfahrung und unter Berücksichtigung der jeweiligen Konstitution der Patienten stelle ich vorher einen Behandlungsplan auf, um gezielt mit dem Infrarotlaser die Eß- und Suchtpunkte zu bestrahlen. Dadurch verschwindet das Hungergefühl, das Eßverhalten wird positiv beeinflußt, dem Drang zum Naschen entgegengewirkt – übrigens ein Effekt mit Langzeitwirkung.

Gleich anschließend wird mit dem Helium-Neon-Laser in einer Flächenbestrahlung das Hautgewebe behandelt, die Zellfunktion beschleunigt und die Durchblutung angeregt.

Als 3. Stufe kommt eine Einreibung mit Organomed-Frischextrakten, z. B. Thymus und Placenta, dazu. Eine genaue Einweisung der Patientin, wie sie die Einreibungen auch zu Hause fortführen muß, sichern die so in den Organismus einzuschleusenden Inhaltsstoffe, um der Haut zusätzlich neue Spannkraft zu verleihen.

Als wichtigster Erfolgsfaktor gilt die Regelmäßigkeit der Anwendungen in der Praxis – 3mal wöchentlich.

Gespräche sind während der Kombitherapie in der Praxis absolut tabu, Ruhe und Entspannung sind Trumpf. Diese werden in meiner Praxis durch die Color-Vita-Bestrahlung des ganzen Raums sowie entsprechende Harmoniemusik von der CD sichergestellt.

Bei der Orangenhaut hat sich ein ähnliches Vorgehen gut bewährt, da diese häufig mit Übergewicht einhergeht.

Nahrung sei Deine Medizin

Kombination der Lasertherapie mit Nahrungsergänzungsmitteln

Das Getreide-Soja-Algen-Produkt *Alen* ist sehr geeignet zur Entgiftung des Körpers von giftigen Metallen (z. B. Blei, Kupfer, Quecksilber) und zur Ausleitung toxischer Elemente.

Quecksilber- und Bleivergiftungen sind sehr häufig und können zu chronischen Störungen an der vegetativen Regulation innerer Organe, an Schleimhäuten und an Nervenzellgeweben führen. Insbesondere Quecksilber zeigt eine ganz enorme Bindungskapazität an Nervenzellen und wirkt auf Schleimhäute sehr giftig.

Große Untersuchungen konnten zeigen, daß sowohl Algen als auch Candidapilze eine äußerst hohe und stärkere Bindungskapazität (Affinität) für Quecksilber aufweisen als die menschliche Zelle. Die Zellwandstrukturen der Algen können Quecksilber in sehr großen Mengen aufnehmen, was man durch die Einnahme von Algenpräparaten nutzen kann.

Alen ist seealgenhaltig (etwa 20 %) und kann daher auch zur Schwermetallbindung verwendet werden.

Die stark giftige Wirkung einiger Schwermetalle (Quecksilber, Silber, Blei) wird im Körper durch Abgabe positiv geladener Ionen, z. B. von Selen, Zink und Mangan, gemildert. Diese verdrängen die Quecksilberionen von ihren Bindungsstellen im Körper. Alen ist äußerst reich an allen diesen Spurenelementen (Silizium, Selen, Zink, Mangan usw.).

Alen ist außerdem sehr basenlastig und entsäuert den Körper. Je saurer die Körperflüssigkeiten (z. B. Speichel) sind, desto mehr Schwermetalle werden aus der Nahrung oder aus den Amalgamplomben gelöst und in den Körper aufgenommen. Eine Zuführung von basischen Nahrungsmitteln (z. B. Alen) vermindert daher die fortwährende Neuvergiftung.

Quecksilber, in geringem Maße auch Blei und Aluminium, blockieren zelluläre Stoffwechselvorgänge und fermentative Mechanismen in den Zellen, indem sie die Bindungsstellen für Zink und Mangan blockieren.

Alen ist sehr zink- und manganhaltig, hat einen stark antioxidativen Effekt und begünstigt daher zelluläre Stoffwechselvorgänge und Atmungsmechanismen (Zitronensäurezyklus). Dies erklärt die deutliche Steigerung des Wohlbefindens bei langfristiger Einnahme von Alen.

Ich empfehle zur Entgiftung bei Schwermetallbelastungen, aber auch bei Aluminiumbelastungen, eine langdauernde Einnahme von 30 g Alen täglich, gelöst in mineralarmem stillem Wasser.

Als Ausleitungspunkte in der Basis-Laser-Akupunktur haben sich in meiner Praxis bewährt: Bl 54, Bl 58, Ni 2, Ni 6, Le 13, Di 2, Di 3, Di 4; jeweils 15–30 Sekunden sowie die 10-Finger-Eckpunkt-Therapie.

Lasertherapie und Organomed-Frischextrakte aus eigener Herstellung

Helfen und Heilen mit Thymustherapie

Die Bedeutung der Thymusdrüse im menschlichen Körper

Die Natur läßt weder in den Pflanzen noch im tierischen oder menschlichen Körper etwas „umsonst", daß heißt ohne Funktion mitwachsen. Jedes Organ erfüllt eine mehr oder weniger lebensnotwendige Aufgabe. Besonders wichtig sind die *innersekretorischen Organe*, wie z. B. die Bauchspeicheldrüse, deren Inselzellen den Blutzuckerspiegel regeln: Je nach Bedarf werden Stoffe (Hormone) abgesondert, die die Lebensvorgänge steuern. Bei Ausfall oder Unterfunktion eines dieser Organe kann es zu lebensbedrohlichen Zuständen kommen.
Schon im Altertum versuchte man, einen derartigen Mangel durch Gabe von Extrakten tierischen Ursprungs zu beheben. Das beste Beispiel ist der Diabetes. Hunderttausende wären an dieser Erkrankung gestorben, hätte man nicht einen Extrakt aus der Bauchspeicheldrüse von Tieren zugeführt.
Der schwedische Tierarzt Dr. *Ellis Sandberg* setzte Mitte der 1960er Jahren erstmals eine Thymusdrüse zur Behandlung seines an Tuberkulose erkrankten Bruders ein. Vorausgegangen waren Beobachtungen, die er während der Schlachttierbeschau bei jungen Kälbern gemacht hatte:
- Die Thymusdrüse gesunder Kälber (ohne Antibiotika- und Östrogenfütterung) ist hell, prall gefüllt und äußerlich unauffällig.
- Bei Tieren, die bereits Infekte durchgemacht haben, die jedoch ausgeheilt sind, zeigen sich Veränderungen: Die Drüsen sind kleiner, etwas lappig eingezogen und härter – zwar geschwächt, aber noch funktionsfähig.
- Chronische Infektionen führen bei den Tieren zu einer Verhärtung

der Thymusdrüse, die in Form und Farbe verändert und in der Funktion erheblich eingeschränkt ist.
Diese Beobachtungen bestätigen die Theorie von der Bedeutung der Thymusdrüse für die körpereigene Abwehr. Wenn durch die Gabe von Bauchspeicheldrüsenextrakt die Funktion der Bauchspeicheldrüse angeregt wird, sollte der Extrakt der Thymusdrüse stimulierend auf das Immunsystem wirken.
Dr. Sandberg gelang es, einen Extrakt aus Thymusdrüsen junger Kälber herzustellen, und zwar in natürlicher, d. h. physiologischer Konzentration der einzelnen Thymuswirkstoffe. Diesen von ihm entwickelten Thymus-Gesamtextrakt nannte er *THX*. In Deutschland arbeiten seit über 20 Jahren Therapeuten mit diesem Naturheilmittel.

Die Funktion des Immunsystems

Nach unseren heutigen Erkenntnissen ist die Entwicklung der Abwehrkraft eines Organismus sehr eng mit der Funktion der Thymusdrüse verknüpft. Die Thymusdrüse ist bei der Geburt das größte Organ des Lymphsystems; Milz und Lymphknoten sind zu diesem Zeitpunkt noch wenig entwickelt. Die richtige Funktion der einzelnen Stationen dieses Systems sind die Grundlage für die körpereigene Abwehr jedes Lebewesens. Diese „persönliche Privatarmee" zur Abwehr von Krankheiten wird beim Menschen schon im frühen Kindesalter aufgebaut. Sie steht dann allzeit bereit, um Krankheitserreger, die von außen in den Körper eindringen (Bakterien, Viren, Pilze, Gifte) rasch und sicher zu vernichten. Das „Gehirn der Abwehr" sitzt in der Thymusdrüse, auch *Briesdrüse* genannt.
Das Abwehrsystem mit der Thymusdrüse, dem Knochenmark, der Milz, allen Lymphknoten sowie den gesamten weißen Blutkörperchen umfaßt mehr als 5 % des gesamten Körpergewichts. Dazu kommt noch die Haut des Menschen, die eine 1. Schutzbarriere gegen Eindringlinge von außen bildet, und der gesamte Magen-Darm-Trakt, der alle Bakterien usw. aus der Nahrung herausfiltern muß.

Die Thymusdrüse – das Gehirn der körpereigenen Abwehr

Bis zur Pubertät ist die Thymusdrüse besonders groß und aktiv, da sie spezielle Blutzellen „schulen" muß. Das Knochenmark bildet ständig weiße Blutkörperchen, die sog. „Blutpolizisten". Dazu gehören auch die Lymphzellen (Lymphozyten), die in ihrer Jugend vom Knochenmark in die Thymusdrüse gelangen. Hier werden sie durch die dort vorhandenen Informationshormone so geschult, daß sie das körpereigene Zellgewebe erkennen und nicht angreifen. Körperfremde Zellen und Ablagerungsmaterialien dagegen werden als „fremd" identifiziert.

Die Lymphozyten gehen entweder selbst zum Angriff über (Killerzellen), oder die Angriffssignale werden an die übrige „Blutpolizei" weitergegeben, d. h., alle großen Freß- und Abräumzellen erkennen bei einem intakten Immunsystem auch sogenannte versteckte Fremdzellen und unkontrolliert wuchernde Zellen und machen sie unschädlich.

Immunforscher haben festgestellt, daß sich derartige Vorgänge etwa wöchentlich abspielen, ohne bösartige Folgen zu hinterlassen.

Wie entsteht eine Störung im Immunsystem?

Es gibt verschiedene Gründe für Störungen des Immunsystems:
Eine ganz natürliche Entwicklung ist das Nachlassen der Immunabwehr im Alter. Sie kann bei einem Menschen früher, beim anderen später eintreten, bei einem intensiver, beim anderen weniger stark ausfallen. Wir alle sind ihr aber unterworfen: Je älter wir werden, desto schwächer wird unsere Immunabwehr. Der Grund liegt in der Rückbildung der Thymusdrüse, deren Aufgabe der gesamte Lymph- und Knochenmarksapparat mehr und mehr übernimmt.

Da wir heute das doppelte Lebensalter erreichen als die Menschen vor etwa 500 Jahren, reicht bei den meisten Menschen das Potential der Immunabwehr nicht mehr aus. Es bedarf einer Auffrischung des Immunsystems, z. B. durch Thymus-THX in Verbindung mit der Laser-Thymus-Akupunktur-Stimulation, wie auch aus der Kinesiologie bekannt.

Übermäßiger und anhaltender Streß, z. B. im beruflichen oder privaten Bereich, kann ebenfalls zu einer Schwächung des Immunsystems führen. Auch wenn es uns seelisch schlecht geht, d. h., wenn man deprimiert ist oder sich überfordert und erschöpft fühlt, wird die körpereigene Abwehr vermehrt gefordert.

Häufig ist auch unsere Abwehrarmee durch einen ermüdenden Kampf gegen eine langwierige Entzündungs- oder Stoffwechselkrankheit (z. B. chronische Bronchitis oder Zuckerkrankheit) erschöpft.

Die Einnahme von z. B. Antibiotika oder anderen stark wirksamen Medikamenten über einen längeren Zeitraum oder auch die Behandlung von Krebsleiden durch Chemo- oder Strahlentherapie führen letztendlich zu einer Immunschwäche.

„Rheuma" oder andere *Autoimmunkrankheiten* führen zu einer Art Revolution im Immunsystem: Körperzellen, die beim gesunden Menschen Eindringlinge wie Bakterien usw. bekämpfen, richten sich bei diesen Erkrankungen gegen das eigene Immunsystem, reduzieren somit die Abwehrkräfte und verursachen den Ausbruch einer Krankheit.

Treten mehrere dieser Faktoren gemeinsam auf, ist das Inunsystem meist überfordert, und Krankheitserreger gewinnen die Oberhand.

Woran erkennt man eine Schwächung des Immunsystems?

Am genauesten geben Blutuntersuchungen Klarheit über die Situation des Immunsystems. Es gibt jedoch auch Anzeichen, auf die Sie selbst achten können:
- schnelles Ermüden und mangelnder Elan,
- Infektanfälligkeit und verlängerte Krankheitsdauer,
- Wundheilungsstörungen.

Sie sollten Ihren Körper sorgfältig beobachten. Wenn sich diese Beschwerden nicht durch gesunde Lebensweise (gute Ernährung, viel Bewegung, viel Schlaf) bessern, sollten Sie Ihrem Heilpraktiker oder Arzt davon berichten.

Was bewirkt die Thymustherapie mit THX?

Ein gutes Thymusheilmittel ist so zusammengesetzt, daß seine Wirkstoffe den Leistungen der Thymusdrüse eines gesunden jungen Menschen möglichst entsprechen. Egal in welchem Alter man mit der Thymustherapie beginnt – es ist nie zu spät, damit anzufangen. Nach einer Behandlung mit Thymus wird Ihr Körper wieder in der Lage sein, Krankheitserreger zu bekämpfen, ohne zu erkranken.

Durch die Stärkung des Immunsystems wird die Anfälligkeit gegen Infektionen verringert, die Heilung bestehender Krankheiten erleichtert bzw. beschleunigt und auch die allgemeine Befindlichkeit verbessert.

Welche Krankheiten lassen sich günstig mit Thymusextrakt beeinflussen?

In unserem Jahrhundert haben wir die bisher längste Lebenszeit für die Menschen erreicht: Frauen werden heute im Durchschnitt 78, Männer 71 Jahre alt. Die Zahl alter Menschen steigt auch weiterhin kontinuierlich. Die höhere Lebenserwartung ist auf der einen Seite sehr erfreulich, bringt aber auf der anderen Seite für manchen Menschen große Probleme mit sich: Der Organismus, d. h. vor allem das körpereigene Abwehrsystem, ist eigentlich nur für ein Alter von etwa 40 Jahren angelegt. Wird der Mensch älter, so stellen sich zwangsläufig „Abbauerscheinungen" ein, die im höheren Alter zu erheblichen Beschwerden führen können. Davon betroffen sind häufig die Beweglichkeit der Gelenke, die Funktionen der Körperorgane, die Durchblutung von Herz und Gefäßen und die Leistungsfähigkeit des Gehirns.

Die Behandlung der Störungen der körperlichen und geistigen Funktionen sind u. a. Inhalt der *Geriatrie*, der Lehre von den Alterskrankheiten. Dem Abbauprozeß im Alter sind die Menschen jedoch nicht unausweichlich ausgesetzt. Sie können selbst viel dazu beitragen, Ihre Lebensbedingungen zu verbessern. Dies beginnt bei regelmäßigem, dem Alter angemessenem Körpertraining und reicht über ausgewogene Ernährung bis hin zu wohltuender geistiger Beschäftigung. Besonders wichtig ist jedoch die Stärkung der Abwehrkräfte. Thymusbehandlungen haben bei allen Arten von Altersleiden beachtliche Erfolge erzielen können. Der Thymus dient sozusagen als „Sammelzellenlager" zur Regeneration von Körpergeweben.

Abnutzungserscheinungen an Gelenken und Wirbelsäule, wie z. B. Arthrosen, Arteriosklerose usw., entstehen u. a. auch durch die geringere Durchblutung ganzer Körperregionen, wie Brustraum, Beine, Bauch oder Kopf. Die Gefahr von Folgekrankheiten, wie z. B. Schlaganfall oder Herzinfarkt, ist erheblich gesteigert. Bei chronischen bzw. ererbten Stoffwechselkrankheiten, wie z. B. Diabetes oder Gicht, wird durch die verbesserte Durchblutung die Organtätigkeit angeregt.

Bei zahlreichen Haut- oder allergischen Erkrankungen wirkt sich eine Behandlung mit Thymushormonen sehr positiv aus. Gute Ergebnisse lassen sich u. a. bei der Behandlung der verschiedenen Herpesformen, von Pilzerkrankungen und Ekzemen, aber auch bei der Neurodermitis erzielen.

Erkrankungen, die auf Allergien, d. h. Abwehrreaktionen des Körpers,

beruhen, sprechen gut auf eine Thymustherapie an – dazu gehören u. a. Heuschnupfen und Asthma.
Nicht nur eine Unterfunktion des Immunsystems führt zur Erkrankung des Menschen, sondern ebenfalls eine Überfunktion. Bei den Autoimmunerkrankungen nehmen körpereigene Zellen die „Gestalt" von Erregern an. Die immungeschulten Thymuslymphozyten greifen diese auf sie fremd wirkenden Zellen direkt an, da sie sich nicht als körpereigen zu erkennen geben.
Es liegen inzwischen zahlreiche Ergebnisse von klinischen Studien über die Behandlung dieser Erkrankungen mit Thymus vor: Bei der rheumatoiden Arthritis z. B. konnten die Gelenkbeschwerden, die Morgensteifigkeit und die Gehfähigkeit durch diese Behandlung – übrigens mit oder ohne Laseranwendungen – erheblich verbessert werden.
Thymusschwächen ermöglichen das Entstehen schwerer Leiden, wie z. B. Krebs. Körperzellen geraten außer Kontrolle, ohne daß das Abwehrsystem ihre zerstörerischen Absichten erkennt. Durch die Gabe von Thymus werden die T-Lymphozyten vermehrt gebildet und aktiviert. Unter einer Thymustherapie konnte der Anstieg dieser Lymphozyten von 20 auf über 80 % nachgewiesen werden.
Nicht zuletzt aus diesem Grunde bietet sich dieses Naturheilverfahren z. B. auch als Nachbehandlung von Operationen oder aggressiven Therapien, wie Bestrahlungen oder Chemotherapie, an. Die Nebenwirkungen werden reduziert; Rückfälle und weitere Ausbreitungen des Tumorgeschehens in andere Körperregionen treten seltener auf. Auch im späteren Krankheitsstadium ist eine Thymustherapie noch sinnvoll: Schmerzen können abgeschwächt und Schmerzmittel eingespart werden.
Auch als Vorbeugung gegen „Zellentartung", z. B. bei den Vorstadien von Krebs oder bei familiärer Veranlagung zu Krebserkrankungen, kann die Gabe von Thymus einem Ausbruch der Krankheit vorbeugen.

Wie geht die Thymustherapie vor sich?

Die Behandlung wird meist ambulant durchgeführt und dauert in der Regel 3–5 Wochen. Während dieser Zeit erhalten die Patienten 3mal pro Woche eine Thymusinjektion in den Gesäßmuskel – eine fast schmerzlose Injektion. An mindestens 2 Tagen pro Woche ist jeweils Behandlungspause. Je nach Krankheitsbild modifiziere ich dieses Grundtherapieschema auf den individuellen Fall. Eine Wiederholung dieser Thymuskur nach einigen Monaten sichert den Behandlungserfolg!

Wie unterscheidet sich Thymus-THX von anderen Thymustherapien?

Thymus-THX ist kein Zellpräparat, sondern ein Drüsenextrakt aus Kalbsbries, ohne jede chemische Zusätze und Konservierungsstoffe. Ich lasse ihn für meine Patienten in einem der modernsten pharmazeutischen Sterillabors selbst herstellen. Die Spendertiere werden tierärztlich kontrolliert und überwacht. Sie werden ohne Antibiotika oder Östrogene aufgezogen. Umfangreiche chemische und biologische Kontrollen, z. B. auf Sterilität, Toxizität und Pyrogenfreiheit (frei von Verunreinigungen) geben meinen Patienten die Gewißheit eines „sicheren Heilmittels".
Alle von mir hergestellten und angewandten Frischextrakte entsprechen der Sicherheitsstufe 20 nach amtlichen Prüfkriterien. Alle Spendertiere für Organomed-Präparate (Jungkälber unter 6 Monaten oder Föten) sind garantiert deutschen Ursprungs, in ihre Herden wurden keine Importtiere aus gefährdeten Gebieten aufgenommen.

Ist mit Nebenwirkungen zu rechnen?

Da die Wirkstoffe dieses Naturheilmittels den natürlichen Ausscheidungen der Thymusdrüse so ähnlich sind, sind keine ernsten Nebenwirkungen zu fürchten. Thymus-THX enthält keine langkettigen Eiweißmoleküle, die man u. a. für allergische Reaktionen verantwortlich macht. Die sog. Thymuspeptide (kurzkettige Eiweißverbindungen) haben viele Tausende von Patienten gut vertragen.
Während der Behandlung ist es möglich, daß Rötungen oder Juckreiz an der Injektionsstelle auftreten. Die Behandlung dieser Lokalreaktionen mit einfachen Hausmitteln (z. B. kalte Umschläge o. ä.) ist meistens ausreichend. Sollten erhöhte Körpertemperatur bzw. leichtes Fieber auftreten, handelt es sich nicht um eine sog. „Unverträglichkeitsreaktion". Bei stark abwehrgeschwächten Patienten zeigen diese Reaktionen die gewünschte Aktivierung des Immunsystems.

Wie lange dauert es, bis eine Wirkung spürbar ist?

Es ist für die Patienten ganz wichtig zu wissen, daß eine Thymustherapie ganz anders wirkt als z. B. ein Stärkungsmittel oder Tonikum. Diese Prä-

parate geben häufig sehr schnell das Gefühl einer wohltuenden Wirkung, die jedoch schnell wieder abklingt. Von einer Langzeitwirkung kann meist keine Rede sein.
Die Thymustherapie wirkt langfristig. Schon nach 2–3 Wochen ist häufig bereits eine Besserung des Allgemeinbefindens spürbar. Das Wichtigste ist die längere Wirkung über den Behandlungszeitraum hinaus: Ist das Immunsystem erst wieder einmal intakt, wird es über längere Zeit störungsfrei arbeiten können. Weniger Krankheiten und raschere Genesung sind Zeichen für die Wirksamkeit der Therapie mit Thymus-THX.

Die wichtigsten Laser-Akupunkturpunkte in der Übersicht

Die nachstehende Übersicht spiegelt die Vielfalt der unterstützenden Laserakupunktur in Verbindung mit meiner Organomed-Frischextrakt-Therapie wider:
Meridian: He, Dü, Bl, Ni, Pe, SJ, Gb, Le, Lu, Di, Ma, MP.
Tonisierungspunkte: He 9, Dü 3, Bl 67, Ni 1, Pe 9, SJ 3, Gb 43, Le 8, Lu 9, Di 11, Ma 41, MP 2.
Sedationspunkte: He 7, Dü 8, Bl 65, Ni 1, Ni 2, Pe 7, SJ 10, Gb 38, Le 2, Lu 5, Di 2, Di 3, Ma 45, MP 5.
Quellpunkte: He 7, Dü 4, Bl 64, Ni 3, Pe 7, SJ 4, Gb 40, Le 3, Lu 9, Di 4, Ma 42, MP 3.
Lo-Punkte oder Durchgangspunkte: He 5, Dü 7, Bl 58, Ni 4, Pe 6, SJ 5, Gb 37, Le 6, Lu 7, Di 6, Ma 40, MP 4.
Zustimmungspunkte: Bl 15, Bl 27, Bl 28, Bl 23, Bl 14, Bl 22, Bl 19, Bl 18, Bl 13, Bl 25, Bl 21, Bl 20.
Alarmpunkte: Ren 14, Ren 4, Ren 3, Gb 25, Ren 17, Ren 5, Gb 24, Le 14, Lu 1, Ma 25, Ren 12, Le 13.

Laserbestrahlung und Colon-Hydro-Therapie

Mit funktionellen Erkrankungen des Magen-Darm-Trakts wird der Heilpraktiker täglich in seiner Praxis konfrontiert. Die Beschwerden sind dabei nicht selten so intensiv, daß sie eine Arbeitsunfähigkeit zur Folge haben. Im einzelnen lassen sich folgende Erkrankungen unterscheiden:
- Unter dem Begriff *Reizdarm*, auch oft durch die etwas irreführenden Bezeichnungen „Colon irritabile", „Reizkolon" oder „spastisches Kolon" charakterisiert, werden vom Dickdarm ausgehende Schmerzen und Funktionsstörungen zusammengefaßt, denen keine morphologisch (gestaltliche) faßbare Darmerkrankung zugrunde liegt. Die Hauptsymptome des Reizdarms sind diffuse und in ihrer Intensität häufig schwankende Schmerzen und, oft abwechselnd auftretend, Verstopfung und Durchfall.
- Zur funktionellen chronischen *Obstipation* rechnet man alle Fälle von seltener Darmentleerung ohne organische Ursache. Dabei liegt keineswegs eine „Darmträgheit" vor, sondern im Gegenteil eine verstärkte Kolonmotorik bzw. ein erhöhter Druck im Dickdarm.
- Bei der funktionellen *Diarrhö* kann ebenfalls keine Ursache festgestellt werden. Diese Erkrankung ist relativ selten und niemals stark ausgeprägt.
- Der *Divertikulose* liegen – im Gegensatz zu den bisher erwähnten Beschwerden – morphologisch faßbare pathologische Veränderungen am Dickdarm zugrunde. Die Divertikel entstehen durch Wandschäden des Dickdarms an den Durchtrittstellen der Gefäße.

Entsprechend ihrer meist funktionellen Natur ist eine spezifische Therapie der genannten Störungen des Magen-Darm-Trakts im allgemeinen nicht möglich.

Bei der Obstipation wurden bisher oft und häufig ohne rationalen Grund darmirritierende Abführmittel eingesetzt, die der Patient meist ohne Rezept in der Apotheke erwerben kann. Diese Stoffe führen aber höchstens kurzfristig zum gewünschten Erfolg, da sie (z. B. Sennesblätter) das ohnehin verstärkte Bewegungsvermögen des Dickdarms nur noch mehr erhöhen. In der Regel kommt es zunächst zum gewünschten Stuhlgang, aber die Abschnitte einzelner Darmbereiche (z. B. aufsteigender, querverlaufender und absteigender Darm) fördern wiederum die Eintrocknung der nachfolgenden Stuhlportionen. Auf diese Weise wird ein „Circulus vitiosus" aufgebaut und an der Grundsituation nichts geändert.

Im Gegensatz dazu wurde in den letzten Jahren der Wert der Ballaststoffe – Pflanzenbestandteile, die im menschlichen Organismus mittels körpereigener Enzyme nicht gespalten werden können – zunehmend erkannt. Eine wichtige Eigenschaft dieser Stoffe ist ihr Wasserbindungsvermögen. Daher wird durch eine vermehrte Zufuhr von Ballaststoffen die Austrocknung des Dickdarminhalts verhindert und die Passage erleichtert. Derartige Stoffe (z. B. indische Flohsamenschalen in Mucofalk) können ein Vielfaches ihres Eigengewichts an Wasser aufnehmen und festhalten. Dadurch wird der Stuhl voluminöser und bleibt weich.

Mucofalk ist ein Darmregulans und kein Abführmittel. Das Präparat dient zur Regulierung der chronisch funktionellen Verstopfung, nicht zum Erzwingen einer Stuhlentleerung. Deshalb ist es ebenso zur primären Behandlung der chronischen Obstipation des Reizdarmsyndroms sowie der Divertikelkrankheit geeignet, wie es auch für Patienten angezeigt ist, bei denen trotz manchmal langdauernder Einnahme von Abfhrmitteln die Beschwerden nicht beseitigt werden können.

Darüber hinaus liegen aus jüngster Zeit Hinweise darauf vor, daß indische Flohsamenschalen-Präparate aufgrund ihrer Fähigkeit, Cholesterin im Darm zu binden, zu einer erheblichen Darmfettsenkung beitragen können. Weitere Untersuchungen zu diesem Anwendungsgebiet werden derzeit durchgeführt.

Die Colon-Hydro-Therapie spült die gelösten Darmfette (dicke gelbliche Schwaden) schnell heraus. Derzeit erforsche ich neue Punktkombinationen, um durch vorausgehende und/oder zeitgleiche Laseranwendung die Colonspülung zu beschleunigen.

Charakteristik der wichtigsten funktionellen Erkrankungen des Magen-Darm-Trakts

Reizdarmsyndrom

Unter dem Begriff „Reizdarmsyndrom" werden vom Dickdarm ausgehende und in ihrer Intensität wechselnde Baucheingeweidebeschwerden, wie Völlegefühl, Kneifen, Krämpfe, wandernde Bauchschmerzen und Stuhlunregelmäßigkeiten ohne faßbare organische Ursachen, zusammengefaßt. Die Beschwerden sind hauptsächlich im Bereich des Dickdarms lokalisiert, jedoch können typische Darmbewegungsstörungen auch in anderen Darmabschnitten, wie Dünndarm und Speiseröhre, beobachtet werden.

Vorkommen und Bedeutung: Das Reizdarmsyndrom (Colon irritabile) gehört zu den häufigsten gastroenterologischen Krankheitsbildern. Es wird weltweit und bei Menschen aller Rassen und Hautfarben beschrieben. Nach verschiedenen Quellen leiden 14–22 % der Bevölkerung an Beschwerden, die mit der Diagnose „Reizdarmsyndrom" vereinbar sind.

Aufgrund der Häufigkeit der Diagnose stellen Patienten mit funktionellen Darmbeschwerden somit einen wesentlichen Arbeits- und Kostenfaktor für das Gesundheitswesen dar. Auch zum krankheitsbedingten Fehlen am Arbeitsplatz trägt das Syndrom signifikant bei.

Die Erkrankung kommt in allen Altersklassen vor, jedoch läßt sich ein deutlicher Gipfel zwischen dem 30. und 60. Lebensjahr nachweisen. Die Häufigkeit scheint eher durch soziale Bedingungen begründet. In westlichen Ländern sind Frauen 2- bis 3mal häufiger betroffen als Männer.

Krankheitsbild: Die Leitsymptome des Reizdarmsyndroms sind Dickdarmschmerzen, oft im Wechsel auftretender Durchfall und Verstopfung sowie Abgänge von zähem oder flüssigem Schleim. Die Schmerzen treten nahezu grundsätzlich auf (bei 80–90 % aller Erkrankten), während von Unregelmäßigkeiten bei der Darmentleerung etwa 3/4 der Patienten betroffen sind. Bezeichnend ist dabei ein Wechsel zwischen Obstipation und Diarrhö, wobei die Neigung zur Verstopfung überwiegt. Der Stuhl ist oft stockartig oder bleistiftförmig.

Typisch für die klinischen Angaben der Patienten sind die Dauerhaftigkeit und die Vielfalt ihrer Beschwerden sowie die eher diffuse und wechselnde Art der Beschreibung.

Erkrankungen des Magen-Darm-Trakts

Symptome innerhalb und außerhalb des Verdauungstrakts beim Reizdarmsyndrom:
- Bauchschmerzen
- Erleichterung durch Stuhlgang
- veränderte Stuhlgewohnheiten
- Blähsucht
- Gewicht konstant – oder zunehmend – selten abnehmend
- Übelkeit, Erbrechen, Schluckstörungen
- Krebsangst
- Entleerungsbeschwerden
- gynäkologische Symptome
- Migräne
- depressive Verstimmung

Ursachen der Erkrankung: Die exakten Ursachen des Reizdarmsyndroms sind noch nicht bekannt, doch hat man verschiedene Störungen der Dickdarmeigenbewegungen bei den Patienten beobachtet und krankengeschichtlich mit dem Beschwerdebild in Zusammenhang gebracht. Besondere Beachtung verdienen die Untersuchungen aus dem Londoner Hospital Medical College: Man ließ 22 Patienten mit klinisch diagnostiziertem Reizdarm und 10 gesunde Versuchspersonen kleine Kapseln schlucken, welche mittels Miniaturinstrumenten Messungen ermöglichten und somit Aufschluß über die Dünndarmbewegung gaben. Bei 19 der 22 Kranken, aber nur bei einer der gesunden Versuchspersonen änderte sich unter Streß – bestehend aus aufregenden Elektronikspielen und Autofahren zu Stoßzeiten – das Muster der Darmbewegungen. Bei einem Teil der Patienten stellten sich parallel dazu die üblichen Schmerzen ein. Andere Patienten bekamen auch spontan fühlbare Störungen der Darmbewegung. Hierbei handelte es sich vor allem um Männer, während bei den Frauen die belastungsabhängigen Schmerzen überwogen.

Diagnostik: Der funktionellen Natur der Erkrankung entsprechend ist die Diagnose „Reizdarmsyndrom" im allgemeinen eine Ausschlußdiagnose, d. h., sämtliche in Frage kommenden organischen Erkrankungen, die ähnliche Symptome verursachen können, sollten ausgeschlossen werden. Schmerzen, Stuhlunregelmäßigkeiten und Schleimsekretion sind nicht spezifisch für den Reizdarm. Sie kommen auch bei einer Reihe organischer Leiden vor, ohne daß der Dickdarm morphologisch verändert wäre. Wichtige Differentialdiagnosen sind vor allem bakterielle Darminfekte, Dünndarmerkrankungen, endokrine Erkrankungen, Laktoseintoleranz, Abführmittelmißbrauch und Nahrungsmittelallergien.

In der Lasertherapie muß individuell zwischen Tonisierungs- und/oder

Sedierungspunkten sowie zwischen Alarm- und Zustimmungspunkten variiert werden.

Divertikelkrankheit

Unter dem Begriff „Divertikelkrankheit" werden die symptomatische Divertikulose (Stadium 1), die Divertikulitits (Stadium 2) sowie als deren Komplikationen die Peridivertikulitis und Perikolitis (Stadien 3 und 4) zusammengefaßt.
Die einzelnen Divertikel (Ausstülpungen) sind wenige Millimeter bis einige Zentimeter groß. Sie finden sich zu über 90 % im Sigma (S-förmige Schleife des Enddarms), aber auch alle anderen Darmabschnitte können betroffen sein, wobei mit der Dauer der Erkrankung der Befall im aufsteigenden Dickdarm zunimmt. Es können nur einzelne oder wenige, aber auch Hunderte von Divertikeln vorhanden sein.
Die Divertikelkrankheit weist eine steigende Häufigkeit mit zunehmendem Alter auf. Sektionsstatistiken zufolge liegen bei über 60jährigen in etwa 20–50 % aller Fälle solche Darmausstülpungen vor. Für die Bundesrepublik Deutschland wird angenommen, daß 2–2,5 Millionen Menschen Divertikelträger sind. Zwischen 12 und 25 % der Patienten mit Divertikulose erleiden irgendwann einmal eine Divertikulitis.
In nur etwa 15 % aller Fälle wird die Divertikulose von Beschwerden, vor allem ziehenden Schmerzen (meist im linken Unterbauch), sowie Stuhlunregelmäßigkeiten mit Überwiegen einer Obstipation – die gelegentlich durch eine Diarrhö unterbrochen wird – begleitet. Die Symptome ähneln denen des Reizdarms. Aus diesem Grund wird auch vermutet, daß die bei der unkomplizierten Divertikulose nur relativ selten auftretenden Beschwerden durch ein begleitendes Reizdarmsyndrom als Ausdruck einer gemeinsamen Bewegungsstörung und nicht durch die Darmausstülpung selbst zu erklären sind.
Lokale Bauchfellentzündung (Peritonitis), Fieber oder Leukozytose (Vermehrung der weißen Blutkörperchen im Blutbild) sowie akute, meist linksseitige kolikartige Schmerzen und gelegentliche Blutbeimengungen im Stuhl sind Hinweise auf eine akute Divertikulitis (Ausstülpungsentzündung).
Zahlreiche epidemiologische Befunde sprechen für einen Kausalzusammenhang zwischen der Divertikelkrankheit und einer ballaststoffarmen Ernährung. So ist das Vorkommen in wenig industrialisierten und tropi-

schen Ländern mit hohem Ballaststoffanteil in der Nahrung, wie Afrika und Südostasien, sehr niedrig und steigt deutlich an, wenn die Bewohner dieser Regionen zu Hause oder in Ländern des westlichen Zivilisationsbereichs Nahrung mit niedrigem Fasergehalt zu sich nehmen.
Umgekehrt läßt sich in allen Ländern der westlichen Welt eine hohe Rate an Divertikulose nachweisen.
Die schlackenarme Kost wird als Ursache einer Darminnendrucksteigerung angesehen, die neben einer primären Bindegewebsschwäche zwischen den Muskelschichten sowie zu starken muskulären Kontraktionen mit sekundärer Schwächung des Bindegewebs als Ursachen der Divertikulose diskutiert werden.
Da eine Divertikulose oft keine Beschwerden verursacht, wird sie häufig als „Zufallsbefund" entdeckt. Bei Patienten mit Druckgefühl oder Schmerzen im Unterleib, vor allem im linken Unterbauch, sollte zur Abklärung eine endoskopische oder röntgenologische Untersuchung des Dickdarms durchgeführt werden. Messungen über die Hautwiderstandswerte (Biologische Funktionsdiagnostik) geben wertvolle Hinweise. Die Irisdiagnose insbesondere der Magen-Darm-Krause-Darstellung zeigt deutliche Veränderungen an.
Durch Laserbestrahlungen der Punkte des Dickdarm-, Lungen-, Magen- und Milz-Pankreas-Meridians kann eine sofortige Beschwerdefreiheit herbeigeführt werden. Dies sollte jedoch nicht von einer klinischen Abklärung abhalten, sondern lediglich als Linderungsmaßnahme anzusehen sein. Die unbegründete Angst der Patienten ist im Gespräch zu nehmen.

Obstipation

Unter einer Obstipation versteht man die zu seltene Entleerung von hartem, mengenmäßig geringem Stuhl. Als normal angesehen wird eine Entleerungsfrequenz von 1- bis 3mal täglich bis zu 3mal wöchentlich, das durchschnittliche Stuhlgewicht liegt bei 150–220 g.
Hierbei muß ich ausdrücklich darauf hinweisen, daß bei einem Großteil der Patienten bzw. in der Bevölkerung falsche Vorstellungen über Stuhlfrequenz und Darmtätigkeit vorliegen – viele gehen noch davon aus, daß eine tägliche Darmentleerung erzwungen werden muß –, die zu einem übermäßigen und unkontrollierten Gebrauch von Abführmitteln führen. Ein großer Teil der Bevölkerung leidet unter Verstopfung, wobei Frauen

weitaus häufiger betroffen sind. Die detaillierte Aussprache über dieses Problem gehört zu meinem Praxisalltag und darf weder an Zeitmangel noch an psychologisch erklärbaren Barrieren scheitern. Die Flucht in die „Therapie der Bequemlichkeit" mit Abführmitteln darf in der Naturheilpraxis nicht – nach sorgfältigem Gespräch und Tips – die Regel sein!
Die Verweildauer der Nahrung im Dickdarm ist erheblich länger als in allen anderen Abschnitten des Verdauungstrakts. Nach den aufspaltenden Vorgängen im Dünndarm findet hier vorwiegend eine Eindickung der unverdaulichen Speisereste statt. Der Weitertransport des Darminhalts wird schubweise durch kräftige Kolonbewegungen gewährleistet. Diese Bewegungen sind zum großen Teil vom Füllungszustand des Darms abhängig, d. h., nur im ausreichend gefüllten Darm werden Dehnungsreize ausgelöst, die zur Peristaltik führen.
Eine Tatsache, die in diesem Zusammenhang manchmal zu wenig beachtet wird, ist, daß die Dickdarmflora neben ihren vielfältigen anderweitigen Funktionen auch eine die Peristaltik anregende und damit verdauungsfördernde Wirkung hat. Durch den Abbau unverdauter Nahrungsbestandteile mittels Darmbakterien, insbesondere von Ballaststoffen, entstehen einerseits Gase, die einen Reiz auf die Darmbewegung ausüben, andererseits werden niedermolekulare Fettsäuren gebildet, die den osmotischen Druck im Darmvolumen erhöhen. Die Folge davon ist eine verstärkte Wasserrückhaltung im Darminneren, die wiederum die Füllung des Darms und Erweichung des Stuhls nach sich zieht. Gelangt der Stuhl in den normalerweise leeren Mastdarm, so kommt – bei ausreichend großer Menge – Stuhldrang zustande.
Im Gegensatz zu früheren Vorstellungen gilt es heute als erwiesen, daß die funktionelle Obstipation nicht Folge einer herabgesetzten Darmmotorik (Darmträgheit) ist, sondern daß im Gegenteil eine Verstärkung der Darmbewegungen vorliegt. Dadurch und durch einen erhöhten Druck im Dünndarm wird die Stuhlsäule im Darminneren tiefer und zahlreicher eingekerbt und der Weitertransport erheblich erschwert und verlangsamt. Folge der vermehrten Segmentierung ist außerdem die Vergrößerung der wasserabsorbierenden Darmoberfläche, was zu einer übermäßigen Austrocknung des Stuhls während der Dickdarmpassage führt.
Vermehrte Veränderungen von Dickdarmabschitten und verstärkte Austrocknung können auf diese Weise zu Schafkotstühlen führen. Das Absetzen solcher Stühle erfordert vermehrtes Pressen, was wiederum das Auftreten von Komplikationen, wie Hämorrhoiden und Analeinrissen, begünstigt.
Gelegentlich kann auch eine *falsche Diarrhö* – darunter versteht man

Erkrankungen des Magen-Darm-Trakts

eine flüssige Entleerung nach tagelanger Stuhlverhaltung, der meist feste Stuhlpartikel beigemischt sind – die Verstopfung unterbrechen. Dieser Wechsel zwischen Verstopfung und Durchfall kommt zustande, wenn die trockenen, stagnierenden Kote durch Sekrete der gereizten Darmwand verflüssigt werden. Die falsche Diarrhö ist demnach eine getarnte Obstipation.

Als Hauptursachen dieser Vorgänge ergeben sich aus den Krankengeschichten (Anamnese):

- *Ballaststoffmangel in der Nahrung:* Wichtigste Ursache für eine verzögerte Darmpassage ist in den industrialisierten Ländern die ungenügende Füllung des Darms aufgrund ballaststoffarmer Ernährung. Dieser Mangel führt zu einer Verlangsamung der Nahrungspassage durch den Dickdarm, verbunden mit einer Steigerung der unwillkürlichen Bewegung des Darms und einer inneren Druckerhöhung.
- *Falsche Eßgewohnheiten:* Das Auslassen des Frühstücks oder zu hastiges Essen können den gastrokolischen Reflex (durch Nahrungsaufnahme ausgelöste Massenbewegung des Dickdarms, mit Entleerungseinleitung) zum Erliegen bringen. Spät abends eingenommene Hauptmahlzeiten beeinträchtigen den Tagesrhythmus des Darms, da die normalen Reize für die nächtliche Motorik fehlen.
- *Störungen des Defäkationsmechanismus:* Wenn der Stuhlgang bei Auftreten des Entleerungsreizes willkürlich gehemmt wird, können sich die Rezeptoren des Mastdarms an den erhöhten Druck anpassen (adaptieren). Mit der Zeit wird eine immer stärkere Füllung zur Auslösung des Stuhldrangs notwendig. Darin liegt sicherlich eine der wichtigsten Ursachen für das vermehrte Auftreten von Verstopfungen in der heutigen Zeit. So kann es etwa durch Reisen (mangelnde Hygienemöglichkeiten, ungewohnte Toilettenverhältnisse), Streß und berufliche Termine zu einer ständigen Verschiebung der Entleerung und schließlich zur Verstopfung kommen.
- *Medikamente:* Auch eine Reihe von Pharmaka vermag als Nebenwirkung eine Verstopfung auszulösen, z. B. kodeinhaltige Hustenmittel, Antihypertensiva, Beta-Rezeptorenblocker, Anticholinergika, Psychopharmaka oder Antazida. Ausgeprägt verstopfungsanregend wirken Opiate, stärkere Analgetika und Spasmolytika. Auch viele Abführmittel führen bei chronischem Gebrauch nicht zur Behebung einer Obstipation, sondern tragen im Gegenteil zu deren Verstärkung bei.
- *Schwangerschaft:* Die Schwangerschaftsobstipation wird durch Umstellung der körperlichen Aktivität und der Entleerungsstellung aufgrund der zunehmenden Größe des Uterus, ferner wahrscheinlich

Laserbestrahlung und Colon-Hydro-Therapie

durch hormonelle Einflüsse sowie die Umstellung der Ernährungsgewohnheiten hervorgerufen.
- *Lokale Ursachen:* Eine Obstipation kann auch durch lokale Ursachen im Darm hervorgerufen werden. Raumfordernde Prozesse beeinträchtigen den Stuhltransport durch Kompression, ebenso können Lageanomalien des Darms sowie die Divertikulose einer chronischen Verstopfung zugrunde liegen.

Einen entscheidenden Stellenwert bei der Beurteilung meiner Patienten nimmt die Anamnese ein. Da der Betroffene in der Regel den Entleerungsvorgang verschweigt, gelange ich nur durch genaue Fragen zum Ziel. Eine detaillierte Befragung nach dem genauen Beschwerdebild, der Stuhlkonsistenz und -frequenz, der Ernährungsgewohnheiten, der Einnahme von Medikamenten – speziell von Abführmitteln bzw. Klistieren mit Angabe der Zeitdauer und Dosis – ermöglichen mir meist eine Abgrenzung des Reizdarms von einer akuten bzw. chronischen Obstipation.

Dazu kommen körperliche Untersuchung, Labordiagnostik, Irisdiagnose, Hautwiderstandsmessung nach Dr. Voll (BFD) und sonographische Diagnostik.

Sehr häufig muß in den oben beschriebenen Fällen zusäzlich zu der Laser-Eckpunkt-Therapie, die eine wesentliche Hilfe für die Darmperistaltik sowie Anregungen zu stuhlfördernden Darmreizen darstellt, auch die Colon-Hydro-Therapie durchgeführt werden.

Als generelle Punktkombinationen haben sich bei mir bewährt:

Verdauungsstörungen allgemein:
Blase: Bl 20, 21, 22, 41, 47, 49, 50
Niere: Ni 14, 18, 20, 25
Perikard: Pe 8
Gallenblase: Gb 38
Leber: Le 3
Dickdarm: Di 5, 8, 10
Magen: Ma 19, 36, 40, 41, 45
Milz/Pankreas: MP 2, 4, 5, 7, 14, 15
Du Mai: Du 5
Ren Mai: Ren 5, 12, 13, 14

Verstopfung:
Herz: He 5
Dünndarm: Dü 3, 4, 7, 8
Blase: Bl 19, 21, 25, 27, 31, 51, 65
Niere: Ni 3, 4, 5, 6, 14, 15

Sanjiao: SJ 6, 10
Gallenblase: Gb 23, 24, 30, 34, 40
Leber: Le 2, 3, 9
Dickdarm: Di 4, 6, 10
Magen: Ma 25, 27
Milz/Pankreas: MP 3, 13, 15

Colon-Hydro-Therapie entgiftet den Darm und entlastet das Immunsystem

Bei den Colon-Hydro-Spülungen werden alle Fäulnis-, Gärgifte und verwesende Stuhlrückstände, die sich im Dickdarm angesammelt haben, herausgespült. Dadurch kommt es zur intensiven Entgiftung des Darms und zur Entlastung des Immunsystems. Gleichzeitig kann die Funktion des Dickdarms gebessert werden. Blähungen und Blähbauch können wirkungsvoll beseitigt werden.
Eindrucksvolle Therapieerfolge – oft mit gewichtsreduzierendem Begleiteffekt – bestätigen dies.

Durchführung der Colon-Hydro-Therapie

Die Colon-Hydro-Therapie wird von mir persönlich durchgeführt. Gerade diese Zeit ist für den Patienten wichtig, um mit ihm auch über die Ernährungsumstellung sowie völlig andere Probleme sprechen zu können. Ich halte nichts vom Delegieren an Helferinnen. Es kommt in meiner Praxis immer wieder vor, daß die Patienten ein sie schon sehr lange belastendes Problem während der Durchführung der Kolonspülungen artikulieren und manche festgefahrene Meinung überdenken.
Die Spülung erfolgt über ein geschlossenes System. Es kommt zu keiner Geruchsbelästigung; gleichwohl läuft in meinem Colon-Therapie-Raum ganztägig ein Raumluftfiter mit Negativionenabgabe. Manchen Patienten strengt eben doch „das Loslassen" so an, daß er für eine besonders angenehme Raumatmosphäre dankbar ist. Dieses „Hochgebirgsgefühl" unterstreiche ich noch durch leise Entspannungsmusik im Hintergrund.
Der Darminhalt fließt über das Spülgerät direkt in den Abfluß. Der Patient muß während der Spülung nicht aufstehen und die Toilette aufsuchen. Sinnvollerweise sollte er vor Therapiebeginn die Blase entleeren.

Laserbestrahlung und Colon-Hydro-Therapie

Die Spülung selbst ist nicht unangenehm. Danach berichten die Patienten, daß sie ein „unwahrscheinlich cleanes Gefühl der Befreiung" hätten sowie „einen freien Kopf" und sich entspannt fühlen.

Über den zeitlichen Ablauf spreche ich intensiv mit den Patienten, da jeder seine eigenen Reaktionen und Darmumstellungen erlebt. Wertvolle Anregungen hierzu habe ich übrigens von Herrn Kollegen Ullrich durch sein im gleichen Verlag erschienenes Buch *Colon-Hydro-Therapie* gewonnen. Deutlich weiche ich jedoch in der Anzahl der notwendigen Gesamtanwendungen sowie in den einzelnen Anwendungsintervallen ab. Besonders ängstliche oder an einer Überfunktion der Schilddrüse leidende Patienten stimme ich mit der Laserakupunktur vor der Colon-Hydro-Therapie auf diese ein.

Bei Schilddrüsenüberfunktion haben sich folgende Punkte bewährt: Dü 3, Pe 7, SJ 13, Gb 22, Gb 38, Ma 10, Ma 11, Ma 36, Ma 41, Ren 21, Ren 22.

Erstens unterstützt dies – im Sinne einer Beschleunigung – die Darmentleerung, und zweitens kann ich zusätzlich gezielt Schmerzpunkte noch mitbehandeln.

Literatur

Becker, Robert O.: Heilkraft und Gefahren der Elektrizität, 2. Aufl., Scherz-Verlag, München 1994.

Bischof, Marco: Biophotonen, Das Licht in unseren Zellen, 3. Aufl., Zweitausendeins-Verlag, Frankfurt am Main 1995.

Buchholz, Willi: Bildatlas der französischen Ohrakupunktur, D. Münks-Verlag für Medizin, Krefeld 1984.

Chaitow, Leon: Schmerzbehandlung durch Akupunktur, Pflaum-Verlag, München 1978.

Elias, Jacques: Lehr- und Praxisbuch der Ohrakupunktur – Mit Laserfrequenzen für Punktsuche und Therapie, Sommer-Verlag, Teningen 1990.

Frank, Kai-Uwe: Altchinesische Heilungswege – Das Handbuch der fernöstlichen Naturheilkunde, 4. Aufl., Jopp-Verlag, Wiesbaden 1996.

Gerny, H.: Lehrbuch und Atlas der medizinischen Kosmetik, S. 127, Stapfer-Verlag, Zürich 1986.

Hanusch, K.-H.: Immuntherapie, Krebsvorsorge durch biologische Heilmethoden, 2. Aufl, ECON-Taschenbuch Verlag, Düsseldorf 1993.

dto.: Frischzellen, Zelltherapie – Medizin der Zukunft, ECON-TB-Verlag, Düsseldorf 1986.

dto.: Ayurveda – Indische Heilweisen für Europäre, 2. Aufl., ECON-TB-Verlag, Düsseldorf 1992.

dto.: Magnetfeldtherapie – Schmerzen lindern – natürlich und ohne Nebenwirkungen, 7. Aufl., Jopp-Verlag, Wiesbaden 1995.

Harms, Volker: Physik für Mediziner und Pharmazeuten (Nach dem Gegenstandskatalog für die Ärztliche Vorprüfung und die Pharmazeutische Prüfung), 13. Aufl., Harms-Verlag, Kiel 1994, S. 224 ff.

Hausmann, Rudolf: ...und wollten versuchen, das Leben zu verstehen, Betrachtungen zur Geschichte der Molekularbiologie, 1995, Wiss. Buchges., Darmstadt 1955.

Hermans, G., und W. Mosterd (Hrsg,): Sports, Medicine and Health, Proceedings of the XXIV World Congress of Sports Medicine, Amsterdam 1990.

Literatur

Köhler, Bodo: Bioresonanz-Therapie, Einführung in die Quantenmedizin, 4. Aufl., Jungjohann Verlagsges., Stuttgart 1994.
Mandel, Peter: Die Akupunkt-Impuls-Therapie, Behandlung mit Piezoelektrischen Impulsen, Energetik-Verlag, Bruchsal 1988.
Ohlenschläger, Gerhard: Krankheitsverursachende Prinzipien in lebenden Systemen, Reglin-Verlag, Köln 1993.
Rosler, Peter: Die Intestinale Ökologie. Die Bedeutung der inneren Umwelt für unsere Gesundheit, Resonanz-Verlag, Mannheim 1994.
Schmidt/Thews (Hrsg.): Physiologie des Menschen, 25. Aufl., Springer-Verlag, Berlin 1993.
Schnorrenberger, Claus C.: Die topographischen-anatomischen Grundlagen der chinesischen Akupunktur und Ohrakupunktur, 6. Aufl., Hippokrates-Verlag, Stuttgart 1994.
Stux, G.: Lehrbuch der Akupunktur für Mediziner, Springer-Verlag, Berlin 1993.
Ullrich, Manfred A.: Colon-Hydro-Therapie – Chronische Krankheiten durch Darmsanierung heilen, 3. Auflage, Jopp-Verlag, Wiesbaden 1995.
Waldemar, Charles: Großer Akupunktur Bildatlas, Perseus GmbH, München 1980.
Warnke, Ulrich: Der Mensch und die 3. Kraft, Elektromagnetische Wechselwirkungen, Zwischen Streß und Therapie, Popular Academic Verlag, Saarbrücken 1994.
dto.: Risiko Wohlstandsleiden, Syndrom X, Erschöpfungs-Syndrom, 2. Aufl., Popular Academic Verlag, Saarbrücken 1993.
Wertsch/Schrecke: Ohrakupunktur für die Praxis, 7. Aufl., Biologisch-Medizinische Vcrlagsges., Schorndorf 1983.

Register

A
Abführmittel 111
Adipositas 54 f.
Akne 95 ff.
Akne vulgaris 51 f.
Akupunktur 58 ff.
Akupunkturpunkte 50
Alen 100 f.
Allergene 23
Allergenkarenz 24
Allergie 21 ff.
allergische Reaktion 22
Alopecia areata 53
Alters-Osteoporose 38 f.
anaphylaktischer Schock 23
Androgene 39
Antigen-Antikörper-Reaktion 22 f.
Antigene 20 ff.
Antikörper 20 ff.
Arteriosklerose 106
Arthritis, rheumatoide 107
Arthrose 46, 48
Arthrosen 106
Asthma bronchiale 26, 107
atopisches Ekzem 25
Autoimmunkrankheiten 20, 35, 105, 107

B
Ballaststoffe 111
Ballaststoffmangel 117
Biophotonen 16 f.
Biostimulationslaser 10
Bläschen 53
Blasenmeridian 68 ff.
Blutbildungsstörungen 36 f.
Briesdrüse 103

C
Colon irritabile 112
Colon-Hydro-Therapie 52, 110 ff.
Cun 62 f.

D
degenerative Erkrankungen 47 f.
Diabetes 106
Diarrhö 110
Diarrhö, falsche 116 f.
Dickdarmmeridian 78 f.
Divergenz, geringe 11, 16
Divertikel 114
Divertikelkrankheit 114 f.
Divertikulitis 114
Divertikulose 110, 114 f.
Dreifacherwärmer 72 ff.
Du Mai 88 f.
Dünndarmmeridian 66 ff.
Durchblutungsstörungen 31 ff.

E
Eckpunkttherapie 26
Einstein, A. 9
Ekzeme 106
Entzündungen 33 ff.
Epikutantest 24
Ermüdungsschmerz 43
Eßgewohnheiten, falsche 117
Extrapunkte 92

F
Facelifting 93 f.
Falten 54
Festkörperlaser 14
Fettsucht 54 f.

G
Gallenblasenmeridian 74 ff.
Gaslaser 14
Gegendesensibilisierung nach Theurer 24
Geriatrie 37, 106
Geschwüre, offene am Bein 30
Gewebe 29 f.
Gewichtsabnahme 98 f.
Gicht 106

H
Haarausfall, kreisrunder 53
Haptene 21, 23
Hauterkrankungen 106
Hautleiter 9
Helium-Neon-Laser 14, 17
Herpes 28 f., 106
Herpes labialis 53
Herpes simplex 28
Herpes zoster 28 f.
Herzinfarkt 106
Herzmeridian 64 ff.
Heuschnupfen 107

I
Immunantwort 20
Immunisierung, aktive 21
Immunität 20 ff.
immunologisches Gedächtnis 20
Immunsystem 103 ff., 119
Immuntoleranz 21

123

Register

infrarotes Licht 17
Ingestionsallergene 23
Inhalationsallergene 23
Injektionsallergene 23
innersekretorische Organe 102
Intrakutantest 24

K
Kalzitonin 39 f.
Kalzium 40 f.
Killerzellen 104
Kohärenz 11, 16, 17
Kontaktallergene 23
Konzeptionsgefäß 88
Kosmetikpraxis 49 ff.
Krebs 107

L
Laser 14 ff.
Lasermaterial 9
Lasertherapie, Hauptindikationen 12 f.
Lebermeridian 84 ff.
Lenkergefäß 88 f.
Lungenmeridian 76 f.
Lymphozyten 104, 107

M
Magenmeridian 80 ff.
Medikamente 117
Meisterpunkte 62
Meridiane 61 ff., 64.ff
Milz-Pankreas-Meridian 82 ff.
Monochromasie 11, 15
Mucofalk 111

N
Neupunkte 92
Neurodermitis 25 ff.
Nierenmeridian 86 f.

O
Obstipation 110 f., 115 ff.
Operationswunden 30
Organomed-Frischextrakte 102 ff.
Organschmerz 42
Osteoblasten 39
Osteoklasten 39
Osteoporose 37 ff.
Östrogene 39 f.

P
Parathormon 39 f.
Perikardmeridian 70 ff.
Phagozytose 20
Phlebothrombose 32
Pickel 53

Pilzerkrankungen 106
Plog, M. W. 26
Popp, F.-A. 10, 16
Postmenopausen-Osteoporose 39
Powerleistungen 10
Punkte außerhalb der Meridiane 92

Q
Qi 60 f.
Quecksilber 100

R
Reaktion, allergische 22
Reizdarm 110, 112 f.
Ren Mai 88
Rheuma 105
rheumatische Erkrankungen 34 ff.
Rückenschmerzen 41 ff.
Ruth, B. 10, 16

S
Sandberg, E. 102 f.
Sanjiao-Meridian 72 ff.
Schamhart, D. 17
Schauff, G. 16
Schlaganfall 106
Schmerz, pseudo-radikulärer 43
Schmerz, radikulärer 42
Schnorrenberger, C. 27
Schock, anaphylaktischer 23
Schulter-Arm-Syndrom 46
Schwangerschaft 117
Schwermetallbelastungen 100 f.
Sedierungspunkte 62
sekundäre Osteoporose 39
Sell, G. 16
Softlaser 10, 12 f.

T
Tao 59
Thrombophlebitis 32
Thymus-THX 103, 105, 108
Thymusdrüse 102 ff.
Thymustherapie 102 ff.
Toleranz, immunologische 21
Tonisierungspunkte 62

V
venöse Insuffizienz, chronische 32
Verstopfung 52, 110 f., 115 ff.

W
Warnke, U. 16, 29
Wunden 29 f.
Wurzelschmerz 42

Y
Yang-Organe 61 f.
Yin und Yang 60
Yin-Organe 61 f.

Z
Zellulitis 54 f., 95 ff.

Softlasertherapie

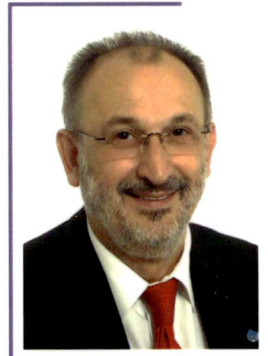

Untersuchungen über medizinische und biologische Wirkungen der Softlaser reichen bis in die 60er Jahre zurück. Heute ist wissenschaftlich nachgewiesen, daß es in allen wichtigen Regulationsprozessen im Körper zu Stimulierungen durch den Softlaser kommt.

- Medizinhistorisches
- Physikalisches
- Anwendungsgebiete in der Humanmedizin (Immunität und Allergie, Haut und Schleimhäute, Gewebe, Gefäße, Entzündungen, Blutbildstörungen, Knochen und Gelenke)
- Laserstrahlen in der Kosmetikpraxis (Akne vulgaris, Pickel und Bläschen, Herpes labialis, kreisrunder Haarausfall, Gesichtskosmetik, Zellulitis und Adipositas)
- Kombination der Laserbestrahlung mit Akupunktur
- Lasertherapie in der Heilpraxis mit Naturkosmetik
- Lasertherapie und Organomed-Frischextrakte aus eigener Herstellung
- Laserbestrahlung und Colon-Hydro-Therapie

Karl-Heinz Hanusch ist Heilpraktiker in Wiesbaden und arbeitet seit vielen Jahren erfolgreich mit dem Laser; er ist Autor der im gleichen Verlag erschienenen Bücher *Magnetfeldtherapie* und *Immuntherapie*.

ISBN 978-3-7392-5386-2